Franziska Böhler
Marie-Sophie Müller

I STILL CARE

Wie mich der Einsatz für eine bessere Pflege krank gemacht hat – und warum ich trotzdem Krankenschwester [illegible]

WILHELM HEYNE VERLAG
MÜNCHEN

MIX
Papier | Fördert gute Waldnutzung
FSC® C014496

Penguin Random House Verlagsgruppe FSC® N001967

Originalausgabe 08/2024

Redaktion: Sophie Dahmen
Umschlaggestaltung: Eisele Grafik Design
Umschlagfoto: Michael Eichelsbacher
Satz: Satzwerk Huber, Germering
Druck: GGP Media GmbH, Pößneck
Printed in Germany
ISBN: 978-3-453-60676-0

www.heyne.de

Inhalt

Ich will mir meine scharfe Zunge,
meine dünne Haut und ein
offenes Herz bewahren

(frei nach Taylor Swift)

Vorwort

Ich bin Krankenschwester. Ich bin Pflegeaktivistin, ich bin Influencerin, ich bin Mutter, ich bin Ehefrau, ich bin Freundin. Ich bin gewissenhaft, kollegial, zuverlässig, spontan, witzig. Ich bin überfordert, dünnhäutig, verletzt. Ich bin Franzi.

Ich bin Krankenschwester. Mit diesem Satz fing mein erstes Buch an, und manchmal wünschte ich, ich hätte es dabei belassen, hätte den Mund gehalten und keinen Instagram-Kanal mit Hunderttausenden Followern ins Leben gerufen. Im März 2023 habe ich mir laut die Frage gestellt, ob das besser gewesen wäre. »Laut« heißt, auf Instagram, wo meine 250 000 Follower mein Leben oder das, was ich davon zeige, tagtäglich verfolgen. Ich habe das Foto von mir hochgeladen, mit dem es fünf Jahre zuvor angefangen hat. Damals stand ich nach einem Arbeitstag im Klinikum Aschaffenburg im Pathologieaufzug und fotografierte mich im Spiegel. Rechte Hand in der Kitteltasche, linke am iPhone, die blonden Haare zu einem praktischen Knäuel zurückgebunden, Augen mit Kajal umrandet, die kurzen Ärmel des Kittels umgekrempelt – so viel Fashion muss sein. Arme noch untätowiert. Vorsichtiges Lächeln. Ein Foto, wie man es seinem Freund nach der Schicht zuschicken würde, kurz bevor man nach Hause fährt. Darunter stand ein Text, der nicht so ganz zu dem lieblichen Bild passte.

Damals habe ich begonnen, von unserem Arbeitsalltag auf der Intensivstation zu berichten. Von der Frustration, in einem systemrelevanten Beruf in chronisch unterbesetzten Teams zu arbeiten, von der pausenlosen Hetze, der Sorge, den Patienten nicht gerecht werden oder ihnen sogar schaden zu können, von beträchtlichen Systemproblemen, die dazu führten, dass erfahrene und sonst unerschütterliche Kolleginnen plötzlich weinend im Flur hockten.

Wenn eine Intensivkrankenschwester nach der Schicht nach Hause fährt, hat sie in viele Hilfe suchende Augen geblickt, hat Menschen um ihr Leben bangen oder sogar sterben sehen, das gehört zum Alltag. Ein Alltag, dem gegenüber ich gewappnet bin. So nah mir jedes einzelne Schicksal geht, es ist nach so vielen Jahren im Dienst zur Routine geworden. Eine Überlebensstrategie, die sich jeder Arzt, jede Ärztin, jeder Pfleger und jede Krankenschwester aneignet. Woran sich keiner gewöhnen kann, ist die Überforderung auf einer dauerhaft unterbesetzten Station. Keine Arbeit kann liegen bleiben, weil das im schlimmsten Fall ein Leben kosten kann.

Zu Hause erwartet dich dann die andere Realität. Hausaufgabenbetreuung, Wäsche waschen, Katzen füttern oder ein krankes Elternteil versorgen. Mein Leben als Krankenschwester hatte schon immer zwei Gesichter. Mit meinem Leben als öffentliche Person sind noch andere dazugekommen.

Seit diesen ersten Beiträgen vor fünf Jahren ist die Zahl der Menschen, die mir folgen wollten, sprungartig gewachsen. Seit der Coronapandemie gibt es zum Glück viele Menschen, die sich auf Social Media zum Pflegenotstand äußern, damals war ich eine von wenigen. Die sich äußerten, waren hauptsächlich Männer. Obwohl der Pflegeberuf vor allem von

Frauen getragen wird, waren die öffentlich beinah unsichtbar. Ich wollte diejenige sein, die das ändert.

Ich war jemand, die stellvertretend für viele sprach. Eine junge Frau aus dem Dorf, wie so viele; eine Krankenschwester, die unter dem akuten Personalmangel leidet, wie so viele, eine Mutter von zwei Kindern, wie so viele. Ich bin kein Popstar, keine Fußballerehefrau, keine Berlin-Mitte-Fashionmutti, sondern eine Krankenschwester vom Land. Eine mit Dekofimmel, die gern Cola light trinkt, manchmal auch Underberg, und abends im Bett *Grey's Anatomy* guckt. Eine, der gern egal wäre, was andere von ihr denken.

Mir war immer wichtig, dass ich mich nicht nur aktivistisch zeige, sondern dass man mich kennenlernt. Darum gebe ich vieles aus meinem Leben preis, zeige, wie mein Hund den Staubsauger attackiert, wie ich zwanzig Ballons für den Kindergeburtstag aufpuste oder Möhren für die Bolognesesoße schnipple. Ich will, dass die Menschen, die mich lesen, sehen oder hören, wissen, dass ich eine von ihnen bin, eine mit stinknormalen Problemen (ja, auch mit Pool im Garten ist das möglich). Ich muss putzen, Wäsche waschen, Hund oder Katze zum Tierarzt bringen, habe Kinderbetreuungsprobleme, telefoniere mir für einen Arzttermin die Finger wund oder muss Kaugummis aus dem Teppich knibbeln, so wie andere eben auch. Daneben kämpfe ich für bessere Zustände in der Pflege, setze mich dafür ein, dass Jugendliche einen Einblick in den Beruf bekommen, wirke daran mit, dass Long Covid ernst genommen wird, bereite Lesungen oder Podcast-Folgen vor oder arbeite an diesem Buch. Nicht weil ich etwas Besonderes bin, sondern weil ich ganz normal bin. Ich will damit zeigen, dass auch andere in meiner Position sich für Veränderung, Träume und Ideale starkmachen können. Ich bin wie so viele andere Frauen in Deutschland – dafür werde ich geliebt, und dafür werde ich gehasst.

Den Hass kann man sich nicht vorstellen, bis man ihn abkriegt. Er kommt als spitzer Kommentar, als Nörgelei, als abschätziger Blick, als dicker, glänzender Spuckehaufen vor meinen Füßen auf dem Supermarktparkplatz, als tiefer Kratzer im Kotflügel meines Autos, als Morddrohung. Ich dachte immer, dass ich hartgesotten sei, dass mich nichts so leicht umhaut, aber es kam anders. Es kam schlimmer. Ich hatte immer den Anspruch, für andere da zu sein. Anlaufpunkt, Vertrauensmensch, Fels in der Brandung. Die, die Probleme löst, die Gutes will, die heilt oder zumindest Zuversicht gibt. So arbeite ich als Krankenschwester, so versuche ich als Freundin, Kollegin, Frau und Mutter zu sein, und so bin ich auch meinen Zuhörern, Lesern und Followern gegenüber.

Ich war stolz darauf, diejenige zu sein, die fast alle Direktnachrichten beantwortet, und das waren zu Stoßzeiten 3000 am Tag. Wie schafft man das, neben Job, Buch, Leben? Eigentlich ist es unmöglich, es sei denn, man hört auf zu schlafen. Und das habe ich, mehr oder weniger, getan. Erst weil ich nicht aufhören, nicht abschalten konnte, später weil ich Angst hatte, die Kontrolle zu verlieren. Bloß nicht einschlafen, bloß keine Schwäche zeigen.

Ich hatte und habe ein extremes Verantwortungsbewusstsein. Wenn mir am Anfang der Coronapandemie eine Frau schrieb, dass der Mann keine Luft mehr bekommt, und mich fragte, was jetzt zu tun sei, wusste ich natürlich, dass nicht ich, sondern der Notruf der richtige Ansprechpartner war. Trotzdem hat es mich fertiggemacht, wenn ich eine solche Nachricht erst Stunden später las und mir ausmalte, was inzwischen passiert sein könnte, weil ich nicht direkt geantwortet und an den Notruf verwiesen hatte. Ich bin die Art Frau, die sagt: »Lass mal, ich mach das schon«, »Ich kümmere mich drum«, »Ich schaffe das«. Ihr alle kennt diese Menschen. Sie machen das nicht aus reiner Hilfsbereitschaft, sondern auch, weil sie glauben, es sei einfacher so. Und weil sie vermeintlich die Kontrolle bewahren. Das ist auch überheblich, dessen bin ich mir bewusst. Ich bin so ein Mensch, mir fällt es schwer, Hilfe anzunehmen, ich bin Einzelkämpferin, und so gehe ich auch an die Probleme anderer heran: »Schieb mal rüber, ich bieg das hin«. Am Ende hilft diese Einstellung niemandem, dass musste ich schmerzlich erfahren, ganz abstellen, kann ich sie noch immer nicht.

Unter den Nachrichten waren natürlich viel banalere Dinge als medizinische Notrufe, trotzdem dachte ich, wenn ich mich auf diese Bühne stelle und gleichzeitig ich bleiben will, dann muss ich erreichbar sein und antworten. Ich muss dem Bild gerecht werden, das die Welt da draußen von mir hat. Aber irgendwann war ich mir selbst nicht mehr sicher, wer ich überhaupt bin. Die Franzi vom Dorf, Krankenschwester Franzi, Fabulous Franzi, TV Franzi, Autorin Franzi, die alte Franzi, von der meine Freunde sagten, dass sie sie vermissen würden, die neue – aber wer sollte das überhaupt sein? Ich wusste nicht mehr, welche Gefühle mir zustehen, welche Schmerzen echt sind und welche Anstrengung mein öffentliches Leben wert ist. Was muss ich aushalten? Auf welche Liebe, auf welche Freundschaften kann ich mich verlassen? Wem kann ich vertrauen? Wer liebt mich?

Ich wurde von der Helfenden zur Hilfesuchenden. Ich bin zusammengebrochen und habe dabei die Fassade bewahrt. Ja, das geht! Es ist gewissermaßen Alltag auf Social Media.

Unter dem Bild von 2018, das ich fast fünf Jahre später noch einmal veröffentlichte, schrieb ich:

»Vielleicht hätte ich das alles hier nie anfangen dürfen. Vielleicht hätte das, was ich erreicht habe, nie mehr Wert gehabt als das, was es aus mir gemacht hat. (…) Ich war so naiv, zu glauben, hier gäbe es etwas Echtes und ich wäre stark genug, dem standzuhalten. Vielleicht hätte ich es am 4. August 2018 bei diesem Bild belassen sollen.«

16 190 Likes und 373 Kommentare prasselten in den nächsten Stunden auf mich ein. 178 Direktnachrichten. Nur Liebe, Zuspruch, Dankbarkeit, Verständnis.

»Du hast schon so viel erreicht, so häufig aufgeklärt und Missstände und Realität in eurem Berufszweig und der Pflege für uns Laien sichtbar gemacht. Du warst und bist für mich eines der Gesichter, wenn es um diese Themen geht. Für alles, was du getan hast und tust, bin ich und so viele dir so dankbar!«, schreibt eine Elisabeth.

»Nix da, dann hätten wir uns nicht kennengelernt, und das wäre so eine Schande gewesen. So«, schreibt der Fernsehmoderator Daniel Bröckerhoff, mit dem zusammen ich den Podcast »Böhler & Bröckerhoff« ins Leben gerufen habe.

»Du bist echt«, schreibt Mascha.

»Franzi, Du bist und bleibst eine Kämpferin für mich und viele andere. Ohne Dich wäre vieles nicht so, wie es jetzt ist. Und das meine ich positiv. Du bewirkst etwas in den Köpfen der Menschen, auch wenn Du es nicht merkst. In erster Linie bist Du auch ein

Mensch mit verletzlicher Seele. Das bin ich auch. Aber wenn wir an etwas glauben, stehen wir dazu. Du bist stärker, als Du denkst. Du hast schon so viele Hürden gemeistert, aber die größte davon ist, menschlich zu bleiben. Du darfst Deine Gefühle zeigen, ohne sie zu beschönigen. Du darfst Fehler machen, ohne dafür verurteilt zu werden (…)«, schreibt Güli, selbst Krankenpflegerin.

»Liebe Franzi, viele deiner Posts haben mir in einer schweren Depression und über die ganze Pandemiezeit massiv Kraft gegeben. Teilweise warst du der einzige Grund an einem Tag, mal zu lächeln. Eine Lebensfreude, die mir half, durchzuhalten und Licht zu sehen. (…) Von ganzem Herzen danke, danke, danke für alles in den letzten Jahren«, schreibt Marion.

Ich fühlte, wie sich meine Haut erwärmte, meine Gesichtsmuskeln sich entspannten. Nichts tat mehr weh. Natürlich hatte ich darauf gehofft, Reaktionen wie diese zu bekommen. Ich gebe gern zu, dass ich den Post auch deswegen erstellt hatte. Ich musste dringend spüren, dass ich gebraucht werde, dass es Menschen gibt, denen das, was ich mache, wichtig ist. Denen ich wichtig bin. Aber dass es so viele sein würden, hätte ich nicht gedacht. Dass viele der Nachrichten so ausführlich beschreiben, was ihnen an mir, an meiner Botschaft, an meiner Öffentlichkeit wichtig ist – auch das hatte ich nicht erwartet. Es tat so gut. In solchen Momenten weiß ich, dass ich weitermachen will, dass ich getragen werde von Menschen, die ich nicht einmal persönlich kenne und die mir in diesen Momenten so nah sind. Und dass ich Franzi bin, eine von euch.

Die Arbeit an diesem Buch hat mich gezwungen, mir selbst wichtige und zum Teil auch unangenehme Fragen zu stellen.

Ich habe Menschen, die mich gut kennen, gebeten, mit mir zu sprechen und mich mit ihrer Perspektive zu konfrontieren. Es war ein Verarbeitungsprozess, der mir half, herauszufinden, was mir wichtig ist und worauf ich meine Energie in Zukunft richten möchte. Mir ist bewusst, dass ich mit diesem Buch neue Angriffsflächen für Hass und Missgunst biete. Ich teile Erlebnisse und Gedanken, die noch persönlicher sind als das, was ich auf Social Media zeige. Es fühlt sich so an, als seien diese Dinge zwischen zwei Buchdeckeln besser aufgehoben als im Internet. Hier kann ich reflektieren und sie in einen Zusammenhang stellen. Sollte das dennoch Anlass geben, mich anzugreifen, wird es mich hoffentlich nur noch leicht kratzen und mir nicht mehr den Boden unter den Füßen wegreißen. Meine Haut ist zwar nicht dicker geworden, aber ich weiß inzwischen besser, wie ich sie schützen kann.

Doch *first things first.* Um zu verstehen, in welche Höhen und Tiefen mich die letzten Jahre gewirbelt haben, fangen wir ganz unten an:

Etwas stimmt nicht

Ich weiß nicht einmal mehr, wem oder was mein letzter Gedanke gegolten hat. Dem Vortrag, den ich noch vorbereiten musste, dem abschätzigen Kommentar, der mittags auf meinem Handybildschirm aufgepoppt war, oder der Auseinandersetzung mit meiner besten Freundin gestern Abend? Was immer es war, plötzlich begann ich zu schwitzen und etwas drückte mit Gewalt auf meine Brust, während meine Arme taub wurden und die Hände wie leblos auf dem Lenkrad lagen.

Die Straße vor mir, die eben noch schnurgerade war, begann zu schwanken. Ich wollte den rechten Fuß auf das Bremspedal drücken, aber er war merkwürdig unbeweglich. »Nichts Dummes machen, jetzt bloß nichts Dummes machen«, sagte eine Stimme in meinem Kopf, und ich wusste nicht, ob es meine eigene war. »Reiß dich zusammen, bremsen kann doch nicht so schwer sein.« Das war eindeutig Gregor, mein Mann, aber was machte der da in meinem Kopf? Ich saß doch allein im Wagen. »Rechter Fuß, Franzi. Rechter ...« Ich spürte ihn nicht. Ich wusste nicht mal, wo mein rechter Fuß war.

Ich versuchte, ruhig zu atmen, aber meine Brust fühlte sich eng an, als wäre mein Oberkörper in einem Autowrack eingeklemmt. Aber ich fuhr doch. Die weißen Striche des Mittelstreifens verschwanden einer nach dem anderen unter der Motorhaube. Mein Herz hämmerte so laut in den Ohren, dass ich die vorbeiflitzenden Autos kaum hören konnte. »Rechter Fuß, Franzi. Rechter Fuß, Kleine.« Papa? Ein paar Sekunden lang war ich wieder 21 und rollte einen Abhang hinunter, neben mir mein Vater am Steuer, hinten auf der Rückbank meine Mutter und meine Schwester. Wir wollten zur Kirche fahren, wie jeden Sonntag. Ein Schlenker, ein Rutscher, und statt wie sonst um die Kurve zu rollen, schossen wir eine Wiese herunter, geradewegs auf einen Baum zu. Keiner sagte etwas, keiner schrie. Gleich würden wir tot sein, gleich würde alles vorbei sein. Gleich würde ...

Ich erkannte meine eigenen Hände am Lenkrad, das hier war jetzt, das war ich, das war mein Auto! Ich fuhr! Mit der letzten Erinnerung an eine Routine, die sich in fünfzehn Jahren täglichem Autofahren in mein Stammhirn eingegraben hatte wie das Gabel-zum-Mund-Führen, brachte ich mein Auto am Straßenrand zum Stehen. Ich fühlte meinen Puls, der raste, das Gesicht, das mich aus dem Rückspiegel anblickte, war fahl und mir fremd. Selbst die Sommersprossen auf meiner Nase waren grau.

Ich wollte aus dem Auto aussteigen, Luft holen und dem Erstickungsgefühl entfliehen und hatte gleichzeitig Angst davor, was mich draußen erwartete. Konnte ich überhaupt stehen? Was, wenn ich auf die Straße fallen und überrollt werden würde? Was, wenn ich es nicht mehr zurück ins Auto schaffte?

Die Krankenschwester in mir dachte: »Das muss ein Herzinfarkt sein«, der Mensch in mir fühlte: »Ich sterbe«. Ich umklammerte das Lenkrad und ließ den Kopf darauf fallen. Dachte: Lass es bitte vorbeigehen. Egal was. Diesen Zustand, das Leben, wenn's sein muss. Es sollte einfach vorbei sein, ich hielt es nicht mehr aus. Dann verging eine halbe Stunde, an die ich mich nicht mehr erinnern kann.

Eigentlich wollte ich zum Nagelstudio, jetzt würde man mich mit nackten, kurzen, stumpfen Krankenschwesternägeln beerdigen müssen. So etwas sollte im Testament festgehalten sein. Post-mortem-Maniküre: nachtblau metallic, mit Mini-Strasssteinchen auf den Spitzen. Als mir dieser Gedanke durch den Kopf ging, befand ich mich offensichtlich auf dem Weg dahin, die Kontrolle über meinen Körper zurückzuerlangen. Schon seltsam, dass der Humor als Erstes wiederkehrt. Zum Lachen war mir trotzdem nicht zumute. Ich überlegte, ob ich einen Krankenwagen rufen sollte, doch das kam mir selbst in diesem Zustand zu dramatisch vor.

In meinem Auto habe ich mich immer wohlgefühlt. Es ist mein Auto, ich sitze am Steuer, ich entscheide, wo es langgeht, wann und wo ich anhalte. Wenn man wie ich auf dem Dorf aufwächst, ist der Führerschein das Ticket in die Unabhängigkeit. Das erste Geld, das ich von meinem Gehalt als Krankenschwester angespart hatte, ging in ein Auto. »Herbie«, ein hellblauer Peugeot 106, Edition Palm Beach, den ich meiner neun Jahre älteren Schwester abgekauft hatte. Auf der Beifahrertür klebte ein Surfer, das Heck hatte ich mir von meinen Kumpels mit Subwoofer und Lautsprechern vollbauen lassen, sodass nicht mal mehr eine Handtasche in den Kofferraum passte. Meine Mutter musste mich nicht mehr im Schwesternheim abholen, wenn es am Wochenende für einen Besuch nach Hause ging, ich konnte kommen und fahren, wann ich wollte. »Herbie« war mein bester Freund, mein privater Metal Club und mein erstes eigenes Zuhause. Und obwohl er nur 45 PS hatte, habe ich es geschafft, in sechs Monaten sieben Mal geblitzt zu werden.

Stadtmenschen können das wahrscheinlich nicht nachvollziehen, aber als Dorfkind bist du auf den Kutschierservice deiner Eltern angewiesen. Wisst ihr, wie es sich anfühlt, wenn dich deine erzkatholische Mutter als Teenager von einer Party abholt und du die dreißig unendlichen Minuten, die der Heimweg dauert, versuchst, dir nicht anmerken zu lassen, dass du doch mehr als nur ein Bier getrunken hast? Dabei hoffst, dass das eben frisch aufgetragene Deospray den Zigarettenqualm überlagert? Ihr Dorfkinder kennt das. Der Führerschein, das war meine Rettung, meine persönliche Reifeprüfung.

Das Auto, in dem ich jetzt saß, war das Gegenteil vom hellblauen Herbie, aber genauso auffällig. Mein absolutes Traumauto: schwarz, schnell, mit einem Eintracht-Sticker auf der Heckscheibe. Auch diesen Wagen hatte ich mir selbst gekauft. Wenn ich auf dem Supermarktparkplatz mit meinem Einkaufswagen darauf zusteuerte, guckten einige schief. Wie passte dieses Auto zu der Blondine mit Blümchen-Einkaufskorb? Wahrscheinlich vom Mann geliehen. Nein, meine Lieben. Der Mann fährt einen kompakten Elektrowagen, der über eine Solaranlage im Carport aufgeladen wird. Die urvernünftige Wahl für einen Pragmatiker an der Seite einer impulsiven Frau. Manchmal, wenn er Spaß haben will, leiht er sich meinen Wagen. Manchmal, wenn ich gute Laune habe, erlaube ich es ihm.

Das zusammengenähte Leder des Lenkrads hinterließ einen Zickzackabdruck auf der Stirn, den meine Tochter, nachdem ich es später nach Hause geschafft hatte, sehr lustig finden würde. Wie lange ich da am Straßenrand gesessen hatte, weiß ich nicht genau, was in der letzten halben Stunde los gewesen war, schon gar nicht. Vielleicht war ich einfach eingeschlafen? Die Frau vom Nagelstudio hatte viermal versucht, mich zu erreichen, sah ich auf dem Display meines Telefons. Mit zittrigen Knien rollte ich vorsichtig auf die Straße zurück. Den Blick so fest wie möglich auf die Spur gerichtet. Bloß nicht zu schnell, bloß nicht zu langsam fahren. So normal wie möglich tun. Wie anstrengend das sein kann.

Später wusste ich, dass das eine Panikattacke war. Ganz klassisch. Der Körper wähnt sich in Gefahr und schüttet als Reaktion darauf Adrenalin aus, der Herzschlag erhöht sich, und mehr Blut wird durch die Gefäße gepumpt. Die Muskeln spannen sich an und verursachen ein beklemmendes Gefühl. Klingt unspektakulär und fühlt sich doch so extrem an. Es war meine erste Panikattacke. Die erste von vielen, die noch folgen würden.

Ich war in diesem Herbst 2021 schon lange nicht mehr so cool und entspannt wie früher. Das Interesse an meinem Berufsstand während der Coronapandemie und mein erstes

Buch *I'm a Nurse*, das zu dieser Zeit erschien, hatten mich in kurzer Zeit sehr bekannt gemacht. Ich war auf Magazintiteln, bekam Awards in die Hand gedrückt und saß auf der Talkshowcouch. Zuerst stärkte mich das ungemein, denn ich hatte das Gefühl, stellvertretend für viele im Rampenlicht zu stehen. Genoss, dass unsere Probleme und unsere Profession endlich die Aufmerksamkeit bekamen, die sie verdienten. Hatte große Hoffnung, dass ich dazu beitragen konnte, dass sich unsere Arbeitsbedingungen endlich änderten. Aber mein »altes« und mein »neues« Leben, die ich parallel führte, wuchsen mir bald über den Kopf. Ich machte keine Pausen, hatte das Gefühl, diesen Moment nutzen zu müssen, bevor sich die öffentliche Aufmerksamkeit dem nächsten Thema widmen würde. Zeitgleich mit der Überforderung war ich zunehmend mit Kritik, Neid und bald auch offenem Hass konfrontiert. Etwas, auf das ich nicht vorbereitet und wogegen ich nicht gewappnet war. Stress, Unruhe und Sorgen verfolgten mich, ließen mich nicht schlafen. Für die Öffentlichkeit wirkte ich immer besonnen, abgeklärt – als hätte ich alles im Griff. Von innen zerbröselte ich in winzige Teilchen.

#

Seit Mitte 2021 hatte ich dann ziemlich oft Angst, und zwar vor vielen Dingen. Gerade was Erkrankungen anging, reagierte ich regelrecht kopflos. Wenn es einen unklaren Befund gab, konnte ich nicht anders, als das Schlimmste zu befürchten. Das mag man, gerade wegen meines Berufs, belächeln. Wenn man so eine Angststörung erst einmal hat, wird sie von außen als unangemessen, als übertrieben empfunden.

Nach dem Motto: »Die soll sich nicht so haben«, »Die muss sich mal zusammenreißen«. Mein emotionaler Zustand stand für andere in keinem Verhältnis zu den äußeren Umständen. Und es stimmte ja auch. Es sollte mir gut gehen, ich hatte viele Gründe glücklich, entspannt und zufrieden zu sein. Wer Angstzustände erlebt hat, weiß allerdings, dass man mit dieser Logik nicht weiterkommt.

Meine professionelle Distanz im Job hatte ich nicht verloren, aber ich musste mehr als früher um sie ringen. Wie Blitze schossen Gedanken durch meinen Kopf, wenn ich zum Beispiel junge Patientinnen bei Port-Implantationen erlebte. »Was, wenn du auch krank wirst?« – und schon ließ sich die Gedankenspirale nicht mehr aufhalten. Ich kenne viele, denen es so geht oder die andere, ähnliche Probleme haben und nicht darüber sprechen können.

Etwa zwölf Millionen Menschen in Deutschland leiden unter Angst- und Panikstörungen, so eine Studie[1]. Sie gehören in Deutschland zu den häufigsten psychischen Erkrankungen. Allein in Europa sind sechzig Millionen Menschen betroffen, Frauen öfter als Männer.

Das öffentliche Verständnis für mentale Erkrankungen scheint endlich zu wachsen. Kurt Krömer, Nora Tschirner oder prominente Fußballspieler werden für ihren Mut gefeiert, ihre Depression offenzulegen, Katja Riemann oder Hollywoodstar Jonah Hill sprechen öffentlich über ihr Leben mit Panikattacken. Früher wurden psychische Probleme oft kleingeredet, auch weil man einfach nicht viel darüber wusste. Jetzt gibt es eine neue Offenheit. Ich freute mich darüber, dass mentale Gesundheit endlich ernster genommen wird, dachte: Jetzt bewegt sich was. Doch dann habe ich schnell bemerkt, dass sich nicht wirklich etwas geändert hat. Ähnlich wie beim Pflegenotstand. Alle redeten drüber, aber die Betroffenen standen vor demselben Problem. Und je mehr in den Medien drüber gesprochen wird, desto größer scheint – nach einem kurzen Sensationsmoment – beim Publikum die Abwehr zu sein. »Schaffen die schon irgendwie.« »Kann ja nicht so schlimm sein, und wenn, dann wird es zumindest mich nicht treffen.« So lauten oft die Reaktionen. Das Teilen unserer inneren Welt mit der äußeren Welt sei auf Social Media so alltäglich geworden, so die Psychotherapeutin Jennifer Musselman in einem Beitrag für das Magazin *i-D*[2], dass wir als Publikum unter einer Verletzlichkeitsmüdigkeit leiden würden.

Ich finde es auffällig, dass sich viele Menschen, die sich auf ihren Social-Media-Profilen Verständnis und Unterstützung für ihre psychischen Probleme abholen, nicht trauen, im Privaten mit derselben Offenheit darüber zu sprechen. Es klingt widersprüchlich, ich habe es aber oft beobachtet, auch an mir selbst. Im alltäglichen Miteinander scheint die neue Sensibilität für psychische Probleme noch nicht angekommen zu sein. Unseren besten Freunden oder unserer Familie gegenüber tun wir so, als wäre alles nicht so wild. Da gelten Burn-outs, Angststörungen oder Depression zu häufig noch als etwas, das man – wenn irgendwie möglich – mit sich selbst ausmacht oder versteckt. Das gilt ganz besonders für Frauen. Haben wir uns nicht gerade erst erkämpft, dass wir auf allen Ebenen gleichzeitig erfolgreich sein können – im Job, als Mutter, als Partnerin? Nebenher auch noch eine Stunde Pilates einschieben und Ottolenghi-Rezepte nachkochen? Schaffen wir alles, oder? Wir haben Angst davor, die Risse in der Fassade zu zeigen, weil wir denken, dass dann das ganze Haus einbricht. Dabei ist es schon längst kaputt, während wir wahnsinnig viel Energie darauf verschwenden, so zu tun, als sei alles in Ordnung.

Im Internet aber kannst du in Sekundenschnelle Menschen finden, denen es ähnlich geht wie dir oder die sich bei dir für deine Offenheit bedanken, was sich in der Situation erst mal gut anfühlt. Du fühlst dich verstanden und aufgefangen. Die Gefahr ist, dass es dabei bleibt. Der tiefe, persönliche Kontakt geht verloren, und der Diskurs findet auf einer anderen Ebene statt als auf der, die wirklich etwas verändern könnte.

Tatsache ist, dass in den letzten Jahren auf fast jedem dritten Fragebogen, den ich mit meinen Patienten in Vorbereitung auf die Anästhesie durchgehe, Psychopharmaka angegeben werden. Das sind Menschen wie du und ich, die eine ambulante OP mit Vollnarkose brauchen, weil ihr Knie verletzt ist, sie einen Kreuzbandriss haben oder an der Hand operiert werden müssen.

- *Frage 5: Werden Medikamente eingenommen? Wenn ja, welche?*
- *Frage 30: Besteht/Bestand eine Erkrankung des Nervensystems?*
- *Frage 40: Nehmen Sie Drogen?*

Aus Angst, dass die Narkose nicht wirken könnte, sind viele Patienten ehrlicher als bei ihrem Hausarzt und antworten detailliert. Bestimmte Medikamente, Alkohol- und Drogenkonsum können die Narkosewirkung beeinträchtigen. Natürlich haben wir die Möglichkeit, während der Narkose die Dosis anzupassen, aber am besten ist es, vorab ein genaues Bild vom Patienten zu erhalten. Und das bekommen wir.

Wenn ich die Daten durchgehe, wird mir bewusst, wie viele Menschen um mich herum medikamenten- oder drogenabhängig sind und wie viele an psychischen Krankheiten leiden, Antidepressiva oder Neuroleptika nehmen. Menschen, denen man es nicht anmerken würde. Die es sich nicht anmerken lassen. Das sind Menschen, die meine Freunde, Nachbarn, der Konditor aus dem Dorf oder eine Lehrerin meiner Kinder sein könnten. Wenn diese Daten allgemeingültig sind, warum reden wir unter Freunden und in der Familie nicht darüber? Weil wir psychische Krankheiten noch immer als persönliche Schwächen empfinden und nicht als etwas, das jeden treffen kann. Laut dem DAK Psychreport 2023[3] lag der Arbeitsausfall aufgrund psychischer Erkrankungen wie Depressionen, chronischer Erschöpfung und Ängsten 2022 auf einem neuen Höchststand. Mit 301 Fehltagen je hundert Versicherte lagen die Fehlzeiten wegen dieser Erkrankungen um 48 Prozent über dem Niveau von vor zehn Jahren. Auch und gerade bei Pflegenden. »Das Gesundheitswesen verzeichnet die meisten Krankschreibungen aufgrund psychischer Erkrankungen, gefolgt von der öffentlichen Verwaltung«, heißt es im Report. »Die Branchen liegen mit 41 beziehungsweise zwanzig Prozent deutlich über dem Durchschnitt.«

Was ich an mir selbst feststellen musste, gilt für die ganze Pflege: Diese Daten zeigen, dass psychische Belastungen besonders gravierend für Beschäftigte sind, die sich in ihrem Beruf um das Wohlbefinden anderer Menschen kümmern. Und da beißt sich die Katze in den Schwanz, denn die, die so dringend gebraucht werden, fallen am meisten aus. Kranke können keine Kranken pflegen. Und es ist nur eine Frage der

Zeit, dass die Kolleginnen und Kollegen, die dann die Ausfälle auffangen müssen, selbst dran sind.

> »Nach völligem Ignorieren der Erschöpfung hat mein Körper mir Warnsignale gesendet, mit Hautausschlägen und Schlafentzug. Ohne Schlaftabletten ging nix mehr. Bis ich einen dissoziativen Zustand während einer Reanimation im Nachtdienst erreichte! Danach zwei Tage zitternd und weinend durch die Wohnung hin und her gelaufen, Tavor[4] sei Dank, konnte man das stoppen. Ich arbeite heute nicht mehr in der Pflege. Und es geht mir so gut wie nie!«, schreibt Katharina unter einen meiner Beiträge.

Für mich war die Arbeit in der Pflege nicht allein der Grund für den Zusammenbruch, sondern es war die Überforderung, so vielen Anforderungen gleichzeitig gerecht werden zu müssen, Erwartungen zu erfüllen und Anfeindungen parieren oder aushalten zu müssen. Meinen Beruf als Krankenschwester habe ich in letzter Zeit oft als einen Anker empfunden. Die Pflege ist mein Leben, mein Traumberuf, ich kämpfe für diesen Beruf, ich identifiziere mich mit ihm, und er erdet mich. Und doch gab es einige Monate im Jahr 2022, in denen ich aussteigen musste, in denen es unverantwortlich gewesen wäre – mir selbst, aber auch meinen Kollegen und Patienten gegenüber –, weiterzuarbeiten.

Es ist eine Stärke, Hilfe suchen und annehmen zu können. Es ist eine Stärke, sich Schwäche eingestehen zu können. Insbesondere mir, die schon von Berufs wegen gewohnt ist, die Helfende, die Heilende zu sein, fiel es schwer, zuzugeben, dass sie selbst dringend Hilfe benötigte. Ich muss das noch immer lernen.

Teil eins

Ich bin berühmt

Franzi goes to Hollywood

»Wie soll ich es nennen?«

Zusammen mit meiner besten Freundin und Krankenschwesterkollegin Svenni saß ich nach dem Spätdienst beim Italiener. An manchen Abenden, wenn die Kinder zu Hause schon schliefen, aber es noch nicht zu spät für die Aschaffenburger Sperrstunde war, gingen wir zusammen auf ein Gläschen aus.

»Franzipopanzi?«

»Svenni, jetzt mal im Ernst!« Wir saßen bei einem Glas Primitivo über mein Telefon gebeugt an der Bar und überlegten, wie ich meinen Instagramaccount umbenennen sollte. »Franziboehler« war zu langweilig, alle anderen Franzi-Umschreibungen, die mir einfielen, waren nach den sieben Jahren, die das Social-Media-Netzwerk 2017 bereits am Markt war, vergriffen. Mehr als fünfzehn Millionen Menschen nutzten schon damals Instagram.

Als ich ein Jahr zuvor angefangen hatte, hieß mein erster Account »Franziandherbabies«. Der war privat und konnte nur von Freunden eingesehen werden. Unter »Franzigoestohollywood« habe ich dann Fotos von meinem Garten oder meinem Urlaub geteilt, die sich irgendwann um die vierhundert Menschen angeschaut haben. Den Namen hat keiner verstanden, selbst Svenni dachte, ich sei größenwahnsinnig.

»Es ist ein Wortspiel, Svenni! Aus ›Franky goes to Hollywood‹ wird ›Franzi goes to Hollywood‹.«

»Erst recht größenwahnsinnig«, konstatierte Svenni trocken. »Und mal im Ernst? Wer soll so einen Achtzigerjahre-Insider verstehen. Ein sechzigjähriger New-Wave-Onkel vielleicht, aber der treibt sich auf der Plattenbörse herum und nicht bei Instagram.«

»O. k., o. k. Ich überlege mir ja was Neues«, antwortete ich.

Ich hatte einige Wochen zuvor nach einem Spätdienst ein Foto von mir und Svenni im blauen Kittel im Pathologieaufzug hochgeladen und darunter aus unserem Krankenhausalltag berichtet. Davon, dass wir Pflegenden immer weniger und die Patienten, die uns zugewiesen werden, immer mehr wurden. Von der Sorge um eine adäquate Pflege und den fehlenden Nachwuchs. Von der Überforderung, die jeder und jede, die in diesem Beruf arbeitet, seit Jahren erlebt.

Als am nächsten Morgen um 6:30 Uhr der Wecker klingelte und ich nach dem Handy griff, wurde ich schlagartig wach. Hunderte Menschen hatten das Herzchen unter dem Foto angeklickt, viele von ihnen einen Kommentar daruntergeschrieben. Entweder, weil sie es spannend fanden, etwas aus dem Alltag der Krankenschwestern zu erfahren, oder, weil sie selbst in der Pflege arbeiteten und ähnliche Erfahrungen gemacht hatten. Niemand hatte sich zuvor für mein Profil interessiert, und plötzlich waren da so viele, die mir zuhören wollten. Auf dem Weg zum Spätdienst leuchtete das iPhone auf der Mittelkonsole meines Autos immer wieder auf. Nachricht über Nachricht über Kommentar und Like. Ich konnte es nicht abwarten, Svenni davon zu erzählen. Vor der nächsten Spätschicht besuchte ich sie in ihrem Garten in der Stadt, wie das mittlerweile bei uns Routine war. Die würde Augen machen. Wir waren berühmt!

»Das nennst du berühmt?«, lachte sie mich aus, als ich ihr das Bild vor die Nase hielt. »Das ist doch gar nichts.«

»Aber guck doch, da sind tausend Menschen, die den Beitrag wichtig finden. Mein Postfach ist übervoll mit Nachrichten!«, widersprach ich.

»Berühmt sein auf Instagram ist wie reich sein bei Monopoly«, sagte Svenni, und ich musste laut lachen. Svenni bringt Tatsachen herrlich auf den Punkt. Immer wenn mich heute etwas wirklich kratzt, denke ich an diesen Satz.

Instagram war damals heile Welt: Beauty- und Modetipps, Urlaubsfotos und süße Kinderbilder. Offen aktivistische Accounts gab es wenige, schon gar nicht aus der Welt der Pflege. Es war ein Ort der Zerstreuung und Ablenkung vom harten Alltag, und genau dafür nutzte ich das Netzwerk auch selbst. Und viele meiner Kollegen und Kolleginnen. Wenn ich die ansprechen und mobilisieren wollte, war das die richtige Plattform, das wusste ich intuitiv. Irgendwo mussten wir uns doch mal Luft machen!

Nachdem die nächsten Posts aus dem Krankenhausalltag auch so einschlugen, musste Svenni zwar zugeben, dass wir da einen Nerv getroffen hatten, sie selbst wollte allerdings nicht großartig mitmachen. Damals dachte ich, sie sei ein bisschen sauer auf mich. Immerhin hatte sie regelmäßig Selfies in genau diesem Pathologieaufzug gemacht und geteilt. Für sie seien die Posts eher ein persönliches Tagebuch, versicherte sie mir. Ich merkte allerdings, dass sie damit aufhörte, als es bei mir durch die Decke ging. »Dir war Fame schon immer wichtig, mir nicht«, war ihre Erklärung, als ich sie mal darauf ansprach. Natürlich protestierte ich, sagte ihr, dass es mir um die Sache ginge und nicht ums Berühmtsein. Aber ein bisschen hatte sie, wie immer, recht. Es fühlte sich für mich gut an, gesehen zu werden. Die vielen Likes und Follower waren eine Bestätigung dafür, dass ich etwas richtig machte. Svenni wiederum kann mit Social Media nicht viel anfangen. Sie braucht feste Umarmungen unter Freunden statt digitaler Herzchen.

Wir haben uns kennengelernt, als sie meine Schwesternschülerin auf der Intensivstation wurde. Zuerst hätte ich sie am liebsten direkt wieder nach Hause geschickt. Svenni, die eigentlich Svenja heißt, sah aus wie ein aufmüpfiges Kind mit viel zu vielen bunten Tattoos. Die Haare auf dem kleinen Kopf zum wilden Nest aufgetürmt, die Arme verschränkt, stand sie vor mir. »Hi, ich bin Svenni.« Selbst mit Haarturm ging sie mir gerade mal bis zur Nasenspitze, doch der Blick war auf Augenhöhe. Die würde sich so leicht nichts sagen lassen. Das war 2011, und es dauerte nicht lange, bis wir unzertrennlich waren – und das sind wir bis heute. Svenni versteht mich auf eine Art, wie es niemand anderes tut. Sie ist mehr als meine Freundin, ich nenne sie meine Seelenschwester. Wir haben uns als Jugendliche beide aus einer Welt herausgekämpft, mit der wir uns nicht identifizieren konnten, wir haben auf der Intensivstation zusammen Extremsituationen aushalten müssen und haben uns gemeinsam durch viele ungemütliche Nachtschichten gekämpft, all das verbindet. Aber da ist mehr. Etwas, das ich nicht so leicht in Worte fassen kann. Es ist in ihrem wachen, ernsthaften Blick, um ihre spöttisch-liebevollen Mundwinkel herum, in ihrer Art, die Augenbrauen hochzuziehen, sodass sich exakt drei Linien auf der Stirn bilden. Wenn ich sie um mich habe, fühle ich mich verstanden, ohne etwas sagen zu müssen. Fühle ich mich, wie sonst immer seltener, als die Franzi, die ich sein will. Oder besser: die ich sein könnte. Die, die ich in Svennis Augen bin. Mit allen Schwächen, die dazugehören. Und wer kennt die besser als sie?

> »Wir haben uns von Anfang an gut verstanden. Franzi hat mich schon bald gefragt, ob ich mal abends mit den anderen von der Station ausgehen will, und so sind wir sehr schnell sehr eng geworden. Ich mag, dass Franzi so praktisch veranlagt ist, sie hat mir vor allem beigebracht, selbstverantwortlich zu arbeiten und allein zurechtkommen zu können. Sie hat mich auch öfter mal früher nach Hause gehen lassen, hatte immer im Auge, wie es mir geht und was ich so brauche. Als Franzi mit ihrem ersten Kind schwanger war, zeigte sie plötzlich eine andere Seite, die ich bisher nicht kannte. Verletzlicher, offener, ernsthafter, nachdenklicher. Mutter zu werden, machte ihr Angst. Während sie Freunden gegenüber sehr mütterlich sein konnte, hatte sie sich eigentlich nicht vorstellen können, eigene Kinder zu bekommen, und große Angst vor der Verantwortung. Eine Sorge, die sie mir besser zeigen konnte als ihrem Mann, der sich sehr darauf freute, Vater zu werden.«
>
> *Svenni, Kollegin und Freundin*

Svenni war auch diejenige, die spürte, welche Rolle mein Vater in meinem Leben spielte. Sie hatte ihn kennengelernt, bevor er an Krebs erkrankte, aber besonders intensiv, als er, kurz bevor er im April 2017 verstarb, eine Zeit lang auf unserer Station lag. Als er nicht mehr da war, spürte Svenni, wie mir der Boden unter den Füßen weggerissen wurde.

»Er war der Anker meines Ankers, und der wird somit haltlos«, schrieb sie nach der Beerdigung und versprach meinem toten Vater, auf mich aufzupassen. Und wie oft hat sie mir seitdem bewiesen, dass sie es ernst damit meint. Eine bessere Freundin kann ich mir nicht wünschen. Frech ist sie trotzdem.

»Mach doch ›Franzbranntwein‹«, sagte sie und winkte den Kellner für ein zweites Glas her.

»Wie wär's mit Fabulous Franzi, so wie Marvelous Mrs. Maisel?«

»Warum, weil Hollywoodfranzi sich jetzt anmaßt, ein Comedytalent zu haben?«

»Mann, Svenni …«

»Ach, ich foppe dich doch nur. Fabulous ist super, das passt zu dir.« Sie hob das Glas zum Anstoßen. Und so war im November 2017 »TheFabulousFranzi« geboren. Svenni findet sie ein paar Jahre später nicht mehr ganz so fabelhaft, aber dazu später mehr.

Ich werde gebraucht

Es passierte nicht von einem Tag auf den andern, aber irgendwann fühlte es sich so an, als hätte jemand den Dimmschalter ein oder zwei Stufen raufgeschoben. Alles war etwas heller, hatte mehr Farbe, fühlte sich intensiver an. Ich hatte seit langer Zeit endlich wieder das Gefühl, etwas Sinnvolles zu machen, merkte, dass ich gebraucht wurde.

Natürlich wurde ich auf der Intensivstation gebraucht, mehr denn je sogar. Aber die Arbeit fühlte sich in dieser Extremsituation des Pflegenotstands nie ausreichend an, es war, wie Löcher in einer brüchigen Jeans zu stopfen. Kaum war ein Patient versorgt, klingelten schon die nächsten beiden, und für niemanden blieb genügend Zeit. Erst recht nicht dafür, sich mit den Kolleginnen und Kollegen zusammenzusetzen und einen Plan zu entwickeln, wie es weitergehen konnte. Nach der Schicht war vor der nächsten Schicht, und nie hatte man das Gefühl, ausreichend getan zu haben, geschweige denn etwas an der Situation verändern zu können.

Aber jetzt hatte selbst der schlimmste Tag etwas Gutes, ich konnte ihn beschreiben und allen da draußen anschaulich klarmachen, was schieflief und was sich alles ändern müsste. Was genau passiert, wenn Gelder gekürzt werden, wenn Kollegen fehlen oder erschöpft, frustriert und wütend sind. Wenn es an allem mangelt. Was es mit uns macht, wenn wir den

Job, den wir so lieben, nicht mehr adäquat ausführen können. Wenn uns vermittelt wird, dass wir unbarmherzig oder unkollegial seien, wenn wir einmal nicht einspringen wollen. Wie es sich anfühlt, entscheiden zu müssen, wer zuerst versorgt wird, wenn mehrere Patienten gleichzeitig Hilfe benötigen. Wie es sich anfühlt, Verantwortung für Menschenleben zu haben und dieser Verantwortung nicht mehr gerecht werden zu können. Verantwortung für Menschen, die Schmerzen haben, Hilfe benötigen, Menschen, die Angst haben und die sich auf uns und unser Können verlassen müssen. Zu wissen, dass man nicht genug getan hat, dass es dieses »genug« nicht mehr geben würde, nicht mal das »ausreichend«. Sich ständig zu entschuldigen, weil man die Medikamente nicht pünktlich verabreichte, erst nach dem dritten Klingeln kam oder das Bettzeug nicht sofort wechselte. Sich dabei ertappte, wie man Zimmer mied, weil der oder die dort »immer reden will«. Wie grausam das ist. »Entschuldigung« war das neue »Guten Tag« – übrigens ein Wort, das die Managerinnen und Politiker, die es wirklich verbockt haben, nicht kennen. Wir entschuldigten uns für Unzulänglichkeiten, die wir nicht herbeigeführt hatten, und das Management kassierte derweil dicke Boni.

Es war nicht zum Aushalten. Es fühlte sich unmoralisch an, dass mit Kranken Geld verdient werden sollte, schließlich würde man auch die Feuerwehr nicht privatisieren. Das passte nicht zu dem solidarischen System, als das ich das deutsche Gesundheitssystem empfunden hatte, als ich in meinem Traumberuf anfing. Das Kaputtsparen roch nach unterlassener Hilfeleistung. Es stank nach nicht geleerter Bettpfanne, unabgeräumtem Abendessen, nach wund gelegener Haut.

Die Lösungen, die die Politik anbot, waren haarsträubend kurzsichtig. Quereinsteiger als Hilfskräfte anwerben und im Schnelldurchlauf ausbilden? Fällt den alteingesessenen Kolleg:innen auf die Füße, die die Neuankömmlinge einarbeiten müssen und dabei nicht selten bei null anfangen. Es hilft auch der Wertschätzung für unseren Beruf nicht auf die Beine, wenn vermittelt wird, dass letztlich jeder unseren Job machen kann.

Nein, Pflege kann nicht jeder. Die Fachkompetenz, die wir haben und die wir im besten Falle ausbauen, ist für mich ein wichtiger Grund, diesen Beruf zu lieben. Wir müssen nicht nur »was mit Menschen machen wollen«, wir müssen auf Zack sein in diesem Job. Ich fühle mich gefordert: kognitiv, zwischenmenschlich, intellektuell. Ich muss Leistung bringen, mich engagieren, mit- und vorausdenken, und ich sehe, wenn das, was ich über die Jahre gelernt habe, Früchte trägt. Wenn ich gut beobachte, kombiniere und die nötigen Schritte einleite. Wenn ich das klinische Erscheinungsbild meines Patienten korrekt einschätze und daraus die richtigen Schlüsse ziehe, dann fühle ich mich in diesem Beruf am richtigen Platz. Das zu erfahren, ist unheimlich motivierend und macht Spaß. Knifflige Rätsel und Wendungen in Krankheitsverläufen zu durchblicken und sie zu parieren – dafür werden wir ausgebildet, und dafür spezialisieren wir uns. Dieses Know-how ist die Superpower, die wir in unseren Beruf einbringen. Fürsorglichkeit und Nächstenliebe reichen da nicht aus.

Fünf bis sieben Jahre sei die Verweildauer in Pflegeberufen, liest man immer wieder[5]. Diese Zahl sei laut Prof. Dr. Michael Isfort vom Deutschen Institut für Angewandte Pflegeforschung in Köln irreführend, weil sie unter anderem nicht berücksichtige, dass viele Pflegende sich in den Jahren nach der Ausbildung innerhalb der Gesundheitsberufe umorientierten. Für eine genauere Zahl hat er sich daher bei seiner Studie[6] auf sozialversicherungspflichtig Beschäftigte mit einem Ausbildungsabschluss fokussiert, die im Beruf tätig sind. »Für 2022 können wir feststellen, dass 75 % der Gesundheits- und (Kinder-)Krankenpflegenden und 74,4 % der Altenpflegenden zehn Jahre oder länger im Beruf tätig sind. Dies ist ein Indiz für eine längere Verweildauer bei denen, die tätig sind.« Doch auch dieses Ergebnis kann nicht darüber hinwegtäuschen, dass es einen Mangel an Pflegekräften gibt. Von den im Ausland angeworbenen Pflegenden gehen immer mehr wieder zurück oder ziehen in Länder weiter, die bessere Arbeitsbedingungen bieten[7]. Wenn es so weitergeht, werden bis 2035 1,8 Millionen Stellen im deutschen Gesundheitswesen unbesetzt bleiben[8].

Das Bundesgesundheitsministerium lockte Ende 2019 mit der Kampagne »Mach Karriere als Mensch«[9], was sich in meinen Ohren wieder mal so anhörte, als brauche man zur Pflege nichts mehr als ein Herz am rechten Fleck. In der 700 000 Euro teuren Kampagne, die Schulabgänger und Quereinsteiger für die Pflege gewinnen sollte, hört man den für das Werbevideo »Ehrenpflegas« engagierten Schauspieler Danilo Kamperidis in der Rolle des Pflegeschülers Boris sagen: »Ich bin 25 Jahre alt, und ich gehe erste Klasse. Erste Klasse Pflegeschule. Pflegeschule nicht wie Förderschule, ich brauch keine Hilfe beim Essen. (…) Ich chill dann mit Alten und Kranken und so, denk ich mal.« Die falsche Grammatik ist hier Teil der sich an eine junge Zielgruppe anbiedernden Sprache, welche die renommierte Werbeagentur »Zum goldenen Hirschen« bewusst und in Abstimmung mit dem Bundesgesundheitsministerium einsetzte. Das muss man sich einmal vorstellen!

Natürlich ist es richtig, junge Menschen und Quereinsteiger anzuwerben und für eine Ausbildung in der Pflege zu gewinnen. Aber dieses Signal, dass es nicht so drauf ankommt, wer pflegt, das ist einfach falsch und frustrierend. Bei dem extremen Personalmangel, den wir erleben, werden in Stresssituationen ruckzuck Aufgaben verteilt, die eigentlich nur examinierte Fachkräfte übernehmen sollten. Vielleicht lässt man mich, nur weil ich schon oft dabei zugesehen hatte, bald eine Appendektomie (Blinddarmentfernung) durchführen. Wundern würde es mich nicht.

»Es gibt jetzt eine Weiterbildung für Quereinsteiger zu Pflegeassistent:innen, die nach 160 Stunden abgeschlossen ist. Wenn ich mit jemandem arbeiten muss, der in einem Crashkurs beigebracht bekommen hat, wie man einen Menschen von Kopf bis Fuß pflegt, sind Fehler vorprogrammiert. Wer so gelernt hat, hat eine ganz andere Beobachtungsfähigkeit als Pflegende, die drei Jahre ausgebildet wurden. Wir arbeiten mit alten und oftmals kranken Menschen, da muss nicht nur gelagert oder gewaschen werden, man muss dabei in der Lage sein, gewisse Symptome identifizieren und einschätzen zu können. Im Dienstplan kann man auf die Art eine Person mehr einsetzen und unkompliziert den Personalschlüssel erfüllen, in der Praxis bedeutet es für die haftende Fachkraft, wie mich, eher eine Last.«

Dustin, Pflegefachkraft Altenpflege

»In den Jahren, die ich auf der Intensivstation gearbeitet habe, hat sich viel verändert. Von den erfahrenen Kollegen sind viele in die Leih-

arbeit gegangen, Pflegekräfte wie auch Ärzte. Dort verhandelt man sein Gehalt selbst. Wer hochflexibel ist und quer durch die Republik arbeiten kann, der kann sehr viel mehr verdienen – bis zum Doppelten dessen, was das reguläre Personal bekommt. Eine Mutter mit Kind kann so etwas nicht machen.
Auch die Patienten sind andere. Die Krankheitsschwere der Patienten ist immens angestiegen und dementsprechend der Arbeitsaufwand. Wer früher noch Wochen zur Überwachung auf der Intensiv blieb, wird heute nach zwei Tagen schon wieder verlegt. Du hast nur noch Patienten in der Akutphase da, das verändert auch die Arbeitsintensität.«

Geri, Intensivpfleger

Wenn ich nach der Arbeit nach Hause kam und mein Mann mich fragte, wie mein Tag war, hätte ich gern »gut« gesagt, um dann zur Feierabendordnung überzugehen. Aber wenn ich ehrlich antwortete, dann musste ich davon erzählen, wie hilflos, machtlos und ausgelaugt ich mich fühlte. Wie mir keine Scherze mehr über die Lippen kamen, kein Trost mehr Platz hatte. Wie ich nicht mehr die war, die ich sein wollte, die »Schwester Franzi«, als die ich mich verstand. An diesen schlechten Tagen versuchte ich, mich zu erinnern, warum ich diesen Beruf gewählt hatte und warum ich an ihm festhielt.

Uns Pflegekräfte lässt das nicht kalt: Verluste berühren uns, schwere Schicksale berühren uns, sie machen uns traurig, sie verfolgen uns, sie mischen sich in unsere freien Abende und in unsere Träume. Man muss lernen, sich zu distanzieren. Eine Gratwanderung. Es gibt einen Unterschied zwischen Abgrenzung und Abgestumpftheit. Man darf die guten Dinge nicht aus den Augen verlieren, oft muss man sich regelrecht an sie klammern, und manchmal ist es wichtig, auch dann an sie zu glauben, wenn sie unmöglich erscheinen. Und sie sind möglich, die kleinen Wunder. Es gibt die Tage, an denen man aktiv ein Leben verändert oder gerettet hat. Die Tage, an denen man das Krankenhaus wie ein Sieger verlässt. Ich möchte nicht nur für die Pflege kämpfen, indem ich anklage und bessere Bedingungen einfordere, ich möchte auch, dass verstanden wird, wie besonders dieses Berufsbild ist. Es ist einer der anspruchsvollsten und wichtigsten Jobs überhaupt.

Während ich meiner Wut über unsere Notlage auf Instagram Luft machte, teilten andere Pflegekräfte in der Kommentarspalte oder als private Nachricht ihre Erfahrung. Patienten meldeten sich und sogar Angehörige. Die Nachrichten kamen nicht nur aus Hessen oder Bayern, sondern aus ganz Deutschland! Es waren nicht nur wir, die diese Probleme hatten, es gab sie überall, viele traf es sogar noch viel schlimmer. Ich fühlte, wie endlich ein Austausch stattfand.

> »Franzi hat mehrere Eigenschaften mitgebracht, die ich für notwendig hielt. Sie ist eine Krankenschwester, die man gut vorzeigen kann, sie besitzt Redegewandtheit und ein gewisses Auftreten, und vor allem hat sie es geschafft, Menschen auf der emotionalen Schiene anzusprechen. Das war genau die Art, die bis dahin gefehlt hatte.«
>
> *Geri, Intensivpfleger*

Ich begann einige der Zuschriften auf meinem Profil zu teilen, und der Stein kam weiter ins Rollen. Wir waren eine Gemeinschaft, eine immer größer werdende Gruppe mit einer Mission: die Arbeitsbedingungen für die Pflege endlich besser zu machen!

»Danke Franzi, endlich spricht einmal jemand aus, was im Argen liegt!«, schrieb jemand.

»Lass dich nicht aufhalten, wir müssen noch viel, viel lauter werden«, schrieb eine andere.

»Du erinnerst mich täglich daran, unseren Beruf selbstbewusst zu vermarkten. Zu wissen, was für ein wichtiger Bestandteil unserer Gesellschaft wir sind und welche Arbeit wir täglich leisten. Danke dafür, denn durch den Stress und die tägliche Hetze vergisst man es selbst«, kommentierte eine Krankenschwester.

Es war nicht nur wichtig, der Wut über die Zustände Raum zu geben. An der Art der Nachrichten verstand ich, dass es anderen Pflegenden guttat, jemanden auf der Social-Media-Bühne zu sehen, die die gleichen Erfahrungen machte wie sie. Jemand, mit der sie sich identifizieren konnten.

Hunderte dieser Art von Nachrichten blinkten auf dem Bildschirm meines Telefons auf, nachdem ich einen Post hochgeladen hatte, schnell wie ein Pulsschlag. Es wurde mein neuer Pulsschlag! Herzchen, Zustimmung, Dankbarkeit, Applaus. Zwischendurch ein Nörgler, eine Besserwisserin, ein Zweifler, aber was machte das schon. Damit musste man schließlich leben, wenn man in die Öffentlichkeit ging.

Bei der Arbeit fühlte es sich allerdings anders an. Natürlich bekamen alle mit, was ich nach Feierabend trieb, aber die meisten taten, als wüssten sie von nichts. Von den Kolleginnen und Kollegen, die mir nahestanden, hörte ich aber immer wieder, dass hinter meinem Rücken über mich hergezogen wurde. »Die fühlt sich wohl als was Besseres«, »Hoffentlich wird die Schicht so richtig übel, damit Miss Fabulous was zu berichten hat«.

Ich verstand das nicht. Wie konnte es sein, dass ich überall in Deutschland auf Gleichgesinnte traf und von anderen Pflegenden mit Zuspruch, Dank und Ermutigung überschüttet wurde, während einige derjenigen, die mir am nächsten waren, mich und meinen Aktivismus als peinlich oder effekthascherisch empfanden?

»Die sehen doch dieselben Probleme wie ich!«, sagte ich zu Svenni bei einer gemeinsamen Nachtschicht. »Wie soll sich denn was ändern, wenn keiner von uns laut wird?«

»Warum musst du von allen geliebt werden?«, fragte Svenni zurück. »Du wirst gerade zum Social-Media-Star. Ist doch klar, dass das einigen aufstößt.«

»Aber ich poste doch keine Schminktipps oder Kochrezepte, Svenni. Ich nutze die Plattform, auf der sie sich alle zum Runterkommen tummeln, um auf unsere Probleme hinzuweisen. Probleme, die wir alle haben!«

»Eben. Vielleicht wollen sie beim Entspannen nicht wieder ihren hässlichen Arbeitsalltag unter die Nase gerieben bekommen«, lachte Svenni. »Lass sie doch reden. Die können dich mögen oder nicht. Du gibst der Sache eine Bühne und ein Gesicht, das hat keiner von denen geschafft.«

Ich kam mir vor wie in der Schule, wo im Flur hinter vorgehaltener Hand getuschelt wurde. Waren wir nicht alle erwachsen und verantwortlich für die Welt, in der wir lebten? Sahen sie denn nicht, dass sich gerade eine Flutwelle zusammenbraute, die Jens Spahn im Gesundheitsministerium das Wasser bald durch die Zahnlücke spülen würde?

Der Pflegerapper

»Seit 2013 mache ich mich mit Musik für die Pflege stark und verarbeite meine Erfahrungen in Songs. Da ist mir Franzis Profil direkt aufgefallen, wie sie da 2017 im blauen Kasak einen vom Stapel gelassen hat. Dieser Beitrag ging viral, sie war plötzlich überall, jeder hat ihre Stories und Posts geteilt. Franzi kam wie aus dem Nichts und wirkte schnell so, als sei sie schon immer da gewesen. Während sich bis dahin hauptsächlich männliche Pflegekräfte auf Social Media zu Wort meldeten, war da plötzlich eine weibliche Stimme mit sehr viel Fachwissen. Was Franzi besonders macht, ist, dass sie ein sehr gutes Gespür dafür hat, welches Thema wann und wie angesprochen werden muss, um Reichweite zu gewinnen.«

Dustin, Altenpfleger

Einer der Kollegen, der sich freute, dass die Revolution neuen Schwung bekam, war Dustin. Der Altenpfleger aus Coburg schrieb mir, schon kurz nachdem es auf meinem Profil so richtig losging. Wir hatten auf Anhieb einen guten Draht, ich mochte seine warmherzige, direkte und witzige Art. Ich mag, wie er über seine Arbeit spricht (und rappt), und wir teilen das Gefühl, unseren Traumberuf gefunden zu haben, und die Angst, ihn nicht mehr adäquat ausführen zu können.

»Ich bin so froh, dass mal eine Frau aus der Pflege laut wird«, schrieb er mir. »Die Pflege ist weiblich, ich bin ehrlich gesagt froh, wenn ich mal einen männlichen Kollegen habe. Das ist die absolute Ausnahme. Aber die, die medial sichtbar sind, das sind vor allem Männer.«

Mir hat das imponiert, dass ausgerechnet ein Mann so etwas sagt. Natürlich gibt es Männer in der Pflege, aber Dustin hat recht, laut Statista waren 2022 82 Prozent der sozialversicherungspflichtig beschäftigten Pflegekräfte in Deutschland Frauen[10]. Frauen, von denen viele Mütter sind, ein krankes Elternteil pflegen oder beides. Denn auch häusliche Pflege und Kinderbetreuung fallen noch immer vor allem auf die Frauen zurück, 68 Prozent der pflegenden Angehörigen waren 2019 laut dem Ärzteblatt[11] weiblich, während sich laut der *FAZ* in 71 Prozent der deutschen Familien überwiegend die Frau um die Kinderbetreuung kümmert.[12]

Wenn, entgegen der Statistik, vor allem die pflegenden Männer auf Social Media sichtbar sind, verzerrt das in der Öffentlichkeit das Bild.

Spezifische Probleme und Bedürfnisse, die vor allem Frauen haben, bekommen in der Außendarstellung unseres Berufs nicht genug Raum. Das Bild der wahlweise barmherzigen, selbstlosen oder alten, kratzbürstigen Schwester herrscht in weiten Teilen der Gesellschaft immer noch vor. Der pflegende Mann ist da besser davongekommen: humorvoll, anpackend, jovial.

Einer der Gründe, warum ich als weibliche Intensivpflegekraft und Mutter von zwei Kleinkindern zeigen wollte, dass es Menschen wie mich gibt. Und Frauen in Pflegeberufen, die nicht so privilegiert sind wie ich, weil sie zum Beispiel alleinerziehend sind oder in einer Familienkonstellation leben, in der sie Hauptverdienerin und Hauptkümmerin sind.

»Findest du es nicht blöd, dass ausgerechnet die Frau vom Oberarzt die Zunft auf Social Media vertritt?«, fragte ich.

»Meinst du, die alleinerziehende Krankenpflegerin hat Zeit, nachts noch schnell eine Story hochzuladen?«, entgegnet Dustin. »Social Media ist Arbeit. Außerdem ist nicht jeder dafür gemacht. Du hast da einen Riecher. Und du bist blond, das schadet auch nicht.«

»Schönen Dank auch. Musste die Bemerkung sein?« Das saß, auch wenn er es wahrscheinlich nicht so gemeint hatte.

»Franzi, kleiner Scherz. Aber jetzt im Ernst. Es ist schnuppe, dass du einen Arzt zum Mann hast. Du kämpfst für deinen Job, weil du in dem Beruf, den du liebst, arbeiten willst. Und zwar als Frau und als Mutter. Du machst hier richtig Welle!«

Dustins Enthusiasmus war ansteckend, von da an waren wir regelmäßig in Kontakt. Ich mochte an ihm, dass er sich auch immer wieder einfach so meldete, um nachzuhören, wie es mir geht oder wie eine Initiative vorankommt. Und immer, wenn ich das Gefühl hatte, die Perspektive eines Altenpflegers sei gefragt, dann habe ich mich bei ihm gemeldet und ihn um Rat gebeten.

Dustin erzählte mir von der Liebe für seinen Job und dem Respekt, den er von seiner Familie und seinen Freunden für das bekommt, was er beruflich macht. »So sollte das sein, Franzi. Nicht nur meine Eltern, die ganze Gesellschaft soll stolz auf den Job sein, den ich mache. Das ist ein Beruf, der Anerkennung verdient hat«, so Dustin.

Er schickte mir ein paar seiner Songs zu, die er schreibt und rappt. Für Dustin fließen Gedanken über seinen Beruf in seine zweite Leidenschaft, die Musik. In »Die letzte Tür«, ein Stück, dass er 2013 geschrieben hat, versetzt er sich in die Lage der

Menschen, die er täglich pflegt und für die er gern mehr Zeit hätte. Er sieht sich selbst als alten Mann, in einer Zeit in der Zukunft, in der es noch düsterer aussieht. Wir werden immer mehr alte Menschen haben, die keine Angehörigen haben, die sie pflegen können oder wollen. Wir werden immer weniger junge Menschen haben, die den Beruf des Altenpflegers wählen. Und noch weniger, die ihn lieben und sich so für ihn einsetzen wie Dustin.

»Hallo, ihr kennt mich nicht, doch hört mal zu jetzt
ich bin der Junge, der über 'nen Beruf rappt.
Kennt ihr? Dieses Aufstehen um halb fünf,
Feiertage, Wochenende – wichtig, dass das Geld stimmt.

Doch all das Bare wird zur Nebensache,
denn bist du alt und grau, ist das Leben nur noch schwer zu schaffen.
Du brauchst Hilfe und kommst nicht mehr allein zurecht.
Und bist für jeden Menschen dankbar, der jetzt bei dir ist.

Doch sind wir ehrlich, davon gibt's viel zu wenig!
Denn für die meisten Menschen ist es einfach nur eklig!
Irgendwann holt uns Gott alle heim,
doch vorerst wirst du erst mal alt und kommst ins Heim.

Die letzte Tür des Lebens, sie scheint erreicht,
nun bist du hier, weil du allein nicht mehr weiterweißt …«

Dustin und mich vereint die Geschichte, die uns zur Pflege gebracht hat. Ich besuchte damals mit zehn Jahren meinen Opa nach einer Hüft-OP im Krankenhaus und erlebte die Schwestern als Superheldinnen des Krankenhausalltags. Patente Alleskönnerinnen, die dafür sorgten, dass diese gebrechlichen Menschen versorgt und wieder gesund wurden. Bei Dustin war es ebenfalls sein Großvater, der ihn mit seinem späteren Beruf in Kontakt brachte. Als Dustin vierzehn Jahre alt war, kam sein Großvater in ein Pflegeheim. Es war das erste Mal, dass Dustin einen solchen Ort von innen sah. Eine Schiebetür ging auf, und ein älterer Mann im Rollstuhl rollte auf ihn zu, streckte die Hand nach dem Teenager aus und rief begeistert: »Oh, wie schön, dass du da bist!« Dustin war verwirrt, erzählte er mir. Er fragte seine Eltern, woher der Mann ihn denn kenne, und die sagten: »Der kennt dich nicht, er meint nur, dich zu kennen. Wahrscheinlich ist er dement.« Diese Szene ging Dustin nicht mehr aus dem Kopf. Es war zwar eine Verwechslung oder Einbildung gewesen, doch nur eine kleine Geste, ein Händeschütteln, ein kurzer Gruß hatten diesem Mann so viel Freude bereitet. Wenn er seinen Großvater, der ihm sehr am Herzen lag, im Heim besuchte, beobachtete er die anderen Bewohner. Versuchte, den einen oder anderen in ein kleines Gespräch zu verwickeln, und merkte, dass ihm die Gesellschaft der alten Menschen gefiel. Und dass er eine Gabe hatte, sich in diese Menschen einzufühlen, den einen oder anderen konnte er sogar für seine Musik begeistern. Mit sechzehn beschloss er in die Altenpflege zu gehen und begann nach einem freiwilligen sozialen Jahr mit der Ausbildung.

Ich muss oft an diese Geschichten denken, die Dustin, mich und viele andere, mit denen ich spreche, in unseren Beruf gebracht haben. Es ist zumeist ein persönliches Erlebnis oder ein Mensch, den man bewundert und bei der Arbeit beobachten darf. Wer einmal selbst im Krankenhaus lag oder neben einem Familienmitglied saß, das Hilfe brauchte, der weiß, wie essenziell der Job der Pflegekräfte ist. Wie wichtig es ist, dass jemand über das Fachwissen hinaus Einfühlungsvermögen, Humor und Menschenkenntnis hat. Weiß, wenn jemand Nähe und Zuspruch braucht oder wann Patienten oder Angehörige in Ruhe gelassen werden wollen. Wenn es heute so schwerfällt, Nachwuchs für diese wichtigen Berufe zu finden, dann auch, weil junge Menschen, die nie mit ihnen in Berührung gekommen sind, keinen Respekt davor haben und sie nicht als Karriereoption wahrnehmen. Mir ist es immer wichtig, zu erfahren, wie jemand mit seinem Traumberuf in Kontakt kam und wann der Funke übergesprungen ist. Wenn ich heute in Schulen gehe und für Pflegeberufe werbe, dann versuche ich, diese Momente hervorzuheben. Dass sich etwas an der Bezahlung, der Ausbildung und den Jobbedingungen in der Pflege ändern muss, ist klar. Es fehlt allerdings auch der richtige Blick auf das Berufsbild, auch das will ich ändern. Ich musste bei der Organisation eines Info-Events feststellen, dass viele allgemeinbildende Schulen kein Interesse daran haben, ihren Schülern Pflegeberufe als Option nahezubringen. Das hat viel mit deren Stigma zu tun. Das können wir nicht mit flotten Sprüchen in teuren Werbekampagnen ändern, wir müssen die Schüler mit Menschen aus diesen Berufen in Kontakt bringen. Menschen, die ihre Geschichte erzählen, die im direkten Kontakt davon berichten, was ihnen an ihrem Beruf so gefällt. Was sie fordert, was sie erreichen wollen. Dann, nur dann, springt der Funke über.

Dustin war nicht der Einzige, es gab eine ganze Reihe an Pflegeaktivisten, die 2018 die Sache voranbrachten. Die sich engagierten, informierten und politisch etwas bewegen wollten.

Ich habe mich aus Gruppen aber eher rausgehalten, weil ich immer Sorge hatte, dann meine eigene Botschaft nicht mehr unter Kontrolle zu haben. Oder dass es gar nicht um meine Stimme und Position geht, sondern um mich als »Verteiler«. Von vielen wurde ich als Sprachrohr gesehen, viele wollten vor allem, dass ich ihre Botschaften über meinen Kanal verbreite. Über all die Jahre ist Dustin einer der wenigen geblieben, denen es nie darum ging, dass ich sein Profil mit meiner Reichweite booste. Es war und ist manchmal schwierig, auszumachen, wem es um die Sache geht und wer aus anderen Gründen Kontakt möchte. Die Nachrichten prasselten nur so ins Postfach. Mit einigen begann ich Textfreundschaften, ich vernetzte Menschen miteinander oder ließ mich vernetzen, nahm Ratschläge an und folgte interessanten Profilen. Mein Leben fand mehr und mehr in meinem Telefon statt. Gregor machte sich erst darüber lustig, bald nervte es ihn.

»Mit wem schreibst du da die ganze Zeit?«, fragte er.

»Ich arbeite, Gregor. Ich tausche mich mit Leuten aus, die was bewegen wollen!«, antwortete ich leicht säuerlich. Endlich waren die Kinder im Bett, und ich konnte all das erledigen, was in den letzten Stunden liegen geblieben war. So viele Menschen warteten auf meine Antwort!

»Mir wäre lieb, wenn du dich mal von deinem Telefon wegbewegen könntest. Es gibt Menschen in deiner direkten Umgebung, die sich nach deiner Aufmerksamkeit sehnen!« Damit verzog er sich ins Schlafzimmer, und ich konnte endlich ungestört in die Tiefen meines Kommunikationslabyrinths abtauchen. Viele der Kontakte blieben rein digital. Das fühlte sich modern, unkompliziert und neben Job und Familienalltag leichter zu handeln an. Eine Welt an Möglichkeiten eröff nete sich in diesem kleinen, glänzenden Kasten. Ich war nicht mehr die Frau vom Dorf, ich war Teil einer grenzenlosen Welt voller Inspiration, Motivation und Aktion. Einfach ins Bett zu fallen und den Fernseher anzuschalten, fühlte sich vorgestrig an. Ich konnte etwas bewegen, ich konnte etwas erleben, ohne dafür in Berlin auf der Straße demonstrieren zu müssen! Ich konnte als berufstätige Mutter von zwei Kindern in Hintertupfingen an den Pfeilern des Systems rütteln!

»Social Media nutzt am ehesten den aktiven Nutzerinnen und schadet insbesondere dann, wenn wir passive Konsumenten sind«, erklärt mir die Psychologin Nesibe Özdemir. »Als aktive Nutzer sind wir zwar weniger gefährdet, was beispielsweise unser Selbstwertgefühl angeht, aber das heißt nicht, dass uns Social Media automatisch guttut oder stärkt. Es schadet oder hilft uns einfach auf eine andere Art und Weise – je nachdem, wie wir es nutzen.« Wenn die Selbstwirksamkeitserwartung besonders hoch sei, mit anderen Worten, wenn wir durch die Aktivität auf Social Media etwas bewirken, uns sozial engagieren oder eine Veränderung anstoßen können, habe das eine besonders positive Auswirkung auf uns, so die Autorin des Buches *Was wir glauben, wer wir sind.* »Austausch unter Gleichgesinnten und auch Leidensgenossen zu finden, stärkt uns, indem wir ein Zugehörigkeitsgefühl entwickeln und uns gehört, gesehen und verstanden fühlen.«

Dustin habe ich, erst drei Jahre nachdem wir uns online kennengelernt hatten, im »echten Leben« getroffen. Es war seine Idee, er war zufällig in der Gegend. Ich freute mich auf ihn. Selbst wenn man meint, sich zu kennen, ist diese echte Begegnung etwas anderes. Ich war ein bisschen aufgeregt, als er mir per Sprachnachricht seine Ankunftszeit schickte.

»Social Media ist crazy. Ich hatte die ganze Zeit das Gefühl, Franzi zu kennen. Ich sah sie jeden Tag, ich sah sie häufiger als meine eigenen Eltern. Dabei hatte ich sie noch nie in meinem Leben getroffen, sondern nur digital. Dann hatten wir uns 2020 verabredet, und einerseits fühlte es sich so an, als würde man seinen Lieblingsfußballer treffen, andererseits standen wir ja über diese ganzen drei Jahre schon intensiv in Kontakt. Und dann fuhren ich und meine Partnerin an ihrem Haus vor, und sie stand auf uns wartend im Garten, und es fühlte sich so an, als wären wir alte Kumpels.«

Dustin in meinem Haus zu sehen, wirkte normal und vertraut – und so ist es zwischen uns auch geblieben. Ja, man kann Menschen online kennenlernen, aber sie mal in den Arm zu nehmen, ihre Gegenwart zu spüren, zusammen zu lachen, Dinge zu beobachten, Musik zu hören, einfach am selben Ort dasselbe zu erleben, so etwas vereint auf eine andere Art. Eigentlich habe ich ein sicheres Gespür für Menschen. In den Jahren, die folgten, gab es aber immer wieder Fälle, in denen Menschen, denen ich vertraut und denen gegenüber ich mich geöffnet hatte, das später ausgenutzt oder gegen mich verwendet haben. Erst waren wir alle Kämpfer für die gemeinsame Sache, später, als die Aufmerksamkeitsspanne der Presse vorüber war und niemand mehr etwas vom Pflegenotstand hören wollte, wurde es mitunter bitter und persönlich.

Ich war in diesen ersten Monaten und Jahren erstaunt und begeistert davon, so viel Anerkennung zu bekommen und so viele neue Follower zu gewinnen. Nach dem Motto: Je mehr mich und meine Botschaft hören und sie verbreiten, desto besser für uns alle! Ich hatte offenbar einen guten Sensor dafür, welche Themen gerade besonders viele Menschen ansprachen. Das alles entwickelte sich ganz natürlich, ohne bewusste Strategie.

Was mir damals nicht klar war und worauf niemand vorbereitet ist, der aus dem Nichts zur Social-Media-Berühmtheit aufsteigt, ist das Gefühl, nicht als Person oder Aktivist, sondern als Verteiler gesehen zu werden. Dass ein Kontakt direkt mit einer Erwartung verknüpft ist. Ich komme mir ausgenutzt und in die Ecke gedrängt vor, wenn jemand mich um Unterstützung oder eine Stellungnahme für etwas bittet, hinter dem ich nicht hundertprozentig stehe oder aus dem ich mich raushalten will. Oftmals sind es auch gute und wichtige Themen, aber wenn ich nicht selbst darauf gestoßen bin oder selbst den Gedanken hatte, über etwas zu berichten, dann lasse ich es meistens. Ich weiß, dass ich damit auch Freunde vor den Kopf stoße, aber ich bin weder Diplomatin noch Politikerin und auch keine Plattform. Dustin hat mich immer darin bestärkt, diese Grenzen zu ziehen, um mich selbst zu schützen: Vor einer Verantwortung, die ich nicht tragen kann, vor einem Bild, dem ich nicht entsprechen will, und vor Verletzungen, die tiefer gehen, als es die flüchtige Ästhetik des Mediums suggeriert.

»Aus Zugehörigkeit können schnell Ausgrenzung und Mobbing und aus Followern können *hater* werden«, erklärt Özdemir. »Gerade im Bereich des Aktivismus, wenn man auf gesellschaftliche Probleme aufmerksam macht und keinen »Wohlfühl«-Inhalt postet, stößt man auf Gegenwehr. Vor allem, wenn man sich nahbar zeigt und persönlich auftritt, können Themen, die auf eine inhaltliche Ebene gehören, schnell auf eine persönliche verschoben werden.«

Ein Haus, so offen wie ich

Ich bin neun Jahre alt und würde so gern normal sein. Normal im Sinne von genauso wie die anderen. Die Kinder, die ich im Supermarkt sehe, die von ihren Omas Gummibärchen zugesteckt bekommen, die mit ihren Vätern auf der Wiese Fußball spielen, Würstchen auf der Grillparty der Nachbarn futtern. Die »Astronautin« oder »Polizistin« sagen, wenn sie jemand danach fragt, was sie später gerne werden wollen. Ich setze mich in der Schule an meinen Tisch, sortiere die Stifte in meinem Mäppchen und höre den anderen zu, die von ihrem Wochenende erzählen.

Mein Wochenende war auch schön gewesen. Mein Opa Willi hatte mich, seine »Kloane« (Kleine), zum Heumachen mit auf die Wiese mitgenommen, wir haben uns auf seinen roten Mähtraktor gesetzt, er hinterm Steuer, ich auf dem Beifahrersitz, und sind lustige Schlenker gefahren. Wir haben stapelweise geschnittenes Gras zusammengekehrt und darauf gewartet, dass die Sonne es trocknet. Das Heu war für die Hasen, die Opa Willi züchtete und in selbst gezimmerten Ställen hielt. Wenn ich abends kam, um ihnen eine Möhre durchs Gitter zu stecken, drückten sie erwartungsfroh ihre zarten Näschen an den Draht. Mein Liebling war Ferdinand, ein braun-weiß gefleckter Hase, dem ich Kunststücke beigebracht habe. Er konnte auf mein Kommando über Hürden springen. Das war eine Attraktion!

Opa Willi machte gerne Witze und kniff mir ins Ohrläppchen, wenn ich was Dummes machte, aber auf eine neckische, liebevolle Art. Er kümmerte sich gut um seine Hasen, die, wenn sie groß genug waren, geschlachtet wurden. Selbst mein Ferdinand kam irgendwann auf den Tisch. Ich fand das nicht schlimm, hatte es ja nie anders gekannt. Man pflegte sie, zog sie auf, fütterte und streichelte sie, und irgendwann aßen wir sie. Ich mochte Hasenbraten, meine Mutter machte ihn mit Knödel und Rotkraut, ich liebe ihn noch immer. Opa Willi fiel es nicht leicht, seine Hasen zu schlachten, das hat er mir gegenüber einmal zugegeben. Das Herz würde ihm dann bis zum Hals klopfen.

»Warum machst du es dann, Opa?«, habe ich ihn gefragt.

»Was muss, das muss, meine Kleine«, seufzte mein Opa und streichelte mir über den Kopf. Damit hatte sich das Thema. Ich frage mich manchmal, warum er das mir gegenüber zugegeben hat. Vielleicht wusste er, dass ich es unpassend fand: Opa Willi und das Töten seiner Hasen, denen er so stolz und sanft über die Löffel streichelte. Deswegen wollte er wahrscheinlich auch nicht, dass ich ihm beim Schlachten zuschaute, obwohl mich das interessiert hätte. Opa Willi war der gutmütigste Mensch, den man sich vorstellen kann. Er hatte einen kleinen Bruder gehabt, der mit nur neun Monaten gestorben war – wahrscheinlich hatte das Baby nur einen Infekt gehabt, aber damals, in den 1930ern, gab es keinen Doktor in der Nähe und keine Medikamente. Als Opa Willi siebzehn Jahre alt war, starb sein Vater an einem Magengeschwür. Nachdem er aus dem Krieg zurückgekommen war, war sein Vater ein veränderter Mann gewesen, wie mir Opa Willi erzählte. Heute würde man ihm eine posttraumatische Belastungsstörung attestieren, damals war er einfach »nicht mehr der Alte«. Die Fünfzigerjahre waren keine Zeit, in der man Gefühle zeigte oder über sie redete. Sein Sohn Willi hatte sich durch seine manchmal harte Kindheit hindurch sein gutes Herz bewahrt, aber er hatte in seinem Leben auch gelernt, dass es besser war, nicht aus der Reihe zu tanzen und die Dinge so zu machen, wie sie erwartet wurden.

Gestern, am Sonntag, gab es dann Johannisbeerkuchen, den meine Mutter gebacken hatte. Wir alle saßen um den Esstisch in unserer Küche, und ich wollte gerade von dem riesigen Spinnennetz erzählen, das Opa und ich beim Hasenstall entdeckt hatten, aber da stimmte Oma schon das Gebet an. Danach stocherten alle stumm in ihrem Kuchen, die Stimmung war nicht mehr heiter, sondern ernst. Ich sah meiner großen Schwester in die Augen und hoffte, dass sie gleich losprusten und sich die Stimmung lockern würde. Nichts passierte. Opa, Papa und Mama nickten nur abwesend und schoben sich den Kuchen in den Mund. Warum musste alles Religiöse so ernst sein? Gott war doch das Gute, Heilbringende. Für meine Mitschüler war Gott das Christkind, das Geschenke bringt, der Osterhase, der Schokolade versteckt. Für meine Familie war Gott viel mehr als das.

»Mach, dass wir normal sind«, bat ich ihn an diesem Abend inständig. »Oder mach wenigstens, dass alle anderen so sind wie wir.« Aber mein Gott hörte mich nicht. Ich blieb die Seltsame. Das heißt nicht, dass ich in der Schule keine Freunde hatte, aber sie wussten alle, was sie mich besser nicht fragten:

»Kommst du zu meiner Geburtstagsfeier?«

»Können wir bei dir Pyjamaparty machen?«

»Wollen wir ins Kino gehen?«

»Das ist die Komische«, habe ich einmal ein Mädchen aus der Parallelklasse sagen hören, als sie mich auf dem Flur sah. Ich schaute an mir herunter und fragte mich, wie man erkennen konnte, dass ich »komisch« war. Strumpfhose, rotes Sweatshirt und der Cordrock, den meine Mutter mir genäht hatte. Ich liebte das tackernde Gerät der Nähmaschine. Meine Mutter hatte als Schneiderin gearbeitet, bis ich geboren wurde, und konnte aus alten Hemden neue Blusen zaubern, oder eine Rolle Stoff in ein Sommerkleid verwandeln – so wie die Nonne aus dem Film der Trapp-Familie, die den Kindern Kleidung aus Gardinen nähte. Nur, dass wir nicht in den Kleidern zusammen tanzten und sangen wie die Trapps. Meine Familie war einsilbig bis stumm. Eine eigene Stimme zu haben, laut zu werden, aufzubegehren, das war nicht erstrebenswert. Die Sorgen, die Wut, die Fragen, die Unsicherheit, den Kummer schluckte ich wie einen kleinen festen Ball herunter und bedeckte ihn mit einem oder mehreren Ave Maria: »Gegrüßet seist du, Maria, voll der Gnade, der Herr ist mit dir. Du bist gebenedeit unter den Frauen, und gebenedeit ist die Frucht deines Leibes, Jesus. Heilige Maria, Mutter Gottes, bitte für uns Sünder, jetzt und in der Stunde unseres Todes. Amen.«

»Was ist das, gebenedeit?«, frage ich Opa Willi, als wir im Wald Holz sammeln gingen.

»So was wie gesegnet.«

»Und warum sind wir die Sünder? Ich dachte, wir machen alles richtig?«

»Franzi, mit der Sünde hast du nix am Hut.« Damit war das Thema abgehakt.

Ich bin neun Jahre alt und träume von McDonald's und Barbie und von Ferien am Meer. Damals schwor ich mir, dass ich meinen eigenen Kindern all das einmal ermöglichen würde. Wir würden in einen Freizeitpark fahren und Spaghettieis essen, Pyjamapartys machen und eine Hüpfburg zum Geburtstag mieten. Wir würden Ferien in einem Hotel mit Pool machen – nein, noch besser, wir würden in einem Haus mit Pool leben. Meine Kinder, mein Mann, mein Hund, meine Katze und ich. Wir würden einander am Abendbrottisch Geschichten, Träume und Witze erzählen. Wir würden Feste feiern, bis die Polizei den Stecker zieht. Okay, den letzten Wunsch hatte ich nicht als Grundschülerin, sondern als Teenager. Aber wisst ihr was? Ich habe sie alle, alle wahr werden lassen.

Es ist 2019, ich habe zwei Kinder, einen Sohn und eine Tochter, ich habe den (in meinen Augen) lustigsten und charmantesten Kollegen im Krankenhaus geheiratet. »Für mich wart ihr Ken und Barbie«, sagt Svenni über die Zeit, in der sie uns kennengelernt hat. Ich habe (noch) keinen Hund, aber Meerschweinchen und eine Katze. Und am wichtigsten: ein Haus mit Pool. Das Haus haben Gregor und ich ein paar Jahre nach unserer Hochzeit gebaut. Ich war kaum älter als meine Mutter bei ihrer Hochzeit, aber ich zog nicht in mein Elternhaus, nein, ich baute mir mein Traumhaus. Wir suchten uns ein Grundstück auf einem Hügel aus, von dem man einen Blick in die Berge und auf das Dorf hatte. Wir wollten, dass es große Fenster hat, Offenheit nach außen und innen ausstrahlt. Keine kleinen Räume, keine Türen, hinter denen man sich belauschen kann, sondern eine offene Wohnküche mit einer Terrasse, von der man aufs ganze Dorf schaut (und das ganze Dorf auf uns). Dass einige Menschen ein solches Haus für eine 23-jährige Krankenschwester nicht angemessen fanden – eh klar. Aber das kratzte mich nicht wirklich, damals zumindest nicht. Es war für mich, um genauer zu sein: für mein neunjähriges Ich, wichtig, dass ich mir das alles ermöglichen konnte. Und für meine Mutter, der ich damit zeigen wollte, wozu ihre Tochter fähig ist.

Es war nicht das Haus, das ihr imponierte. Bevor wir es beziehen konnten, wohnten Gregor und ich zur Miete in einer wunderschönen Wohnung im Dorf meiner Eltern. Mein Vater hatte uns geholfen, sie zu finden, er kannte über seine Arbeit als Sanitärinstallateur schließlich jeden im Ort. Das Esszimmer war so groß, dass ich mir als Erstes überlegte, wie viele Menschen an den Tisch passen würden. Ich wollte Gastgeberin sein. Am ersten Weihnachtsfeiertag, den wir dort verbrachten, lud ich Gregors und meine Familie zum Essen ein. Durch meine Arbeit im Krankenhaus war mir bewusst geworden, wie kostbar die Zeit ist, die wir zusammen haben. Wie schnell es vorbei sein kann. Ich wollte Weihnachten feiern – aber anders, als ich es bisher kannte. Mit demselben köstlichen Essen, das meine Mutter kochte, aber ohne Zwang, ohne Regeln und Zeitplan, der um die Kirchbesuche getaktet war. Ein genüssliches Zusammensein, ganz einfach. Ich stellte mich schon morgens um sechs Uhr in die Küche und begann mit der Vorbereitung für das Festmahl. Es sollte Gans geben. Nicht die klassische, sondern italienisch – mit einer Füllung aus Maronen, getrockneten Tomaten und Aubergine. Der Vogel musste stundenlang im Ofen garen und regelmäßig mit Salzwasser übergossen werden. In der Küche waren die Rollen vertauscht, hier war der Arzt mein Assistent. Gregor schnippelte, spülte, beobachtete, und besonders gern probierte er. Wir hatten einen solchen Spaß. Ich glaube im Nachhinein, dass wir an diesem Tag merkten, dass wir für immer zusammen sein wollen. Das gemeinsame Kochen, die Vorfreude darauf, unsere Eltern zu versammeln und zu verwöhnen, machte auch uns zum ersten Mal zu einer Familie.

Als meine Eltern kamen, hatte ich noch die Schürze an und trug gerade den Vogel zum Tisch, der sich vor Leckereien fast bog. Dort saßen schon die Schwiegereltern und staunten nicht schlecht darüber, zu was diese Einundzwanzigjährige in der Lage war. Hatten sie mir deshalb gerade nach fast einem Jahr das »Du« angeboten? Nach dem Essen ließ meine Mutter ihre Augen über den Tisch wandern und sah mich an. »Also ...«, sagte sie, und dann kam etwas, auf das ich mein Leben lang gewartet hatte. »Das war gut. Da bin ich stolz auf dich.«

Gregor zu treffen, war ein großer Schritt auf dem Weg in meine Selbstständigkeit. Nicht, weil ich den allein nicht hätte gehen können, aber meiner traditionellen Familie gegenüber konnte ich so leichter erklären, warum ich mich jetzt abnabelte. Ich hatte jetzt einen, der sich um mich kümmert, meine eigene Familie. Dass ich für mich selbst sorge – auch finanziell –, das habe ich unter den Teppich gekehrt. Ein Mann war ein triftiges Argument. So hatte ich das auch schon als Fünfzehnjährige gelernt, als ich zum ersten Mal einen Freund hatte. Er war nett, gut erzogen, sah gut aus und war jemand, den ich – selbst wenn Sex vor der Ehe natürlich tabu war – nicht verstecken musste. Und er verhalf mir gegenüber meinen Klassenkameraden zu einem neuen Standing. Dass da einer ankam, mit eisblauen Augen, und ausgerechnet mich wollte! Ich fühlte mich selbstbewusst, ich war plötzlich in der Lage, mich in diese Teenagerwelt zu integrieren, ich kannte die Spielregeln. Klar hatte ich Sorge, dass er sich abwenden würde, wenn er erst einmal rausfand, wie anders mein Elternhaus war, aber etwas musste er schließlich über mich wissen – und vielleicht reizte ihn das auch. Aus der Entfernung der Jahre gesehen, ist es traurig, dass erst ein Typ vorbeikommen musste, damit ich mich akzeptiert fühlte.

Wenn ich an meinem Lieblingsort, auf meiner Terrasse, sitze und über das Dorf hinwegschaue, denke ich manchmal daran, wie sehr die Architektur unseres Hauses meinem Social-Media-Profil ähnelt: Es gibt nichts, um sich zu verstecken, keine hohen Hecken oder Mauern, nur eine Tür, die offen steht. Die Freunde meiner Kinder tummeln sich am liebsten bei uns zu Hause, es ist immer etwas los. Keine Tür ist abgeschlossen. Jeder, der jemals einen Videocall mit mir hatte, weiß, wie oft ich von dringenden Kinderanfragen à la »Dürfen wir Streusel auf unsere Schuhe kleben?« unterbrochen werde. In unserem Haus, wie auch auf Instagram, gibt es auf (fast) jede Frage eine Antwort, auch wenn die nicht immer befriedigend ist. »Nirgendwo werden Streusel draufgeklebt!«

Ich dachte immer, wenn ich alle Karten auf den Tisch lege, mich so gebe, wie ich bin, zeige, was ich habe, und es teile – dann biete ich keine Angriffsfläche. Dann verstehen und mögen die Menschen mich. Aber das ist Blödsinn. So funktionieren Menschen nicht. Auch ich nicht.

»Social Media ist so konzipiert, dass es soziale Vergleiche anregt und verstärkt«, erklärt mir Nesibe Özdemir. »Dadurch, dass wir Menschen soziale Wesen sind und ein Ausschluss aus der sozialen Gruppe in früheren Zeiten dem Tod gleichkam, ist die Angst vor Ablehnung tief in uns verankert. Durch soziale Vergleiche erhalten wir ein Gefühl von Kontrolle. Es hilft uns, unsere Position in der Gruppe einzuschätzen, und dadurch können wir uns sicher fühlen oder uns an die Normen und Erwartungen der Gruppe neu anpassen. Wenn wir uns ständig unterlegen, schlechter, erfolgloser, unattraktiver oder unbeliebter fühlen, führt das zu einer Frustration, die sich oft darin äußert, die andere Person abzuwerten, um die Diskrepanz zwischen sich selbst und der wahrgenommenen Unerreichbarkeit der Person zu reduzieren.«

Einigen Menschen ist unser Haus ein Dorn im Auge, weil sie es als Protzerei verstehen. Weil sie meinen, dass wir uns den Pool nicht gebaut haben, um darin zu schwimmen, sondern, um damit anzugeben. Wenn ich im Internet Urlaubsfotos zeige, hat das denselben Effekt. Ich tue es trotzdem, weil ich mich nicht verstellen will. Und weil ich selbst weiß, wie lange mir dieser Teil des Lebens vorenthalten geblieben ist. Ich freue mich daran, und ich bin dankbar, so leben zu können.

Die Followerin

»Das erste Mal habe ich sie gesehen, als ich meine Tochter einmal morgens in den Kindergarten brachte. Da war diese wunderschöne Frau, groß, blond, mit rotem Lippenstift, schon morgens vor acht. ›Wer war das denn?‹, fragte ich die Kindergärtnerinnen und die sagten: ›Das ist doch die Franzi.‹

›Wer?‹

›Na, die Böhler.‹

›Welche Böhler?‹

›Du kennst die Böhler nicht?‹

Als es bei mir noch immer nicht klick machte, zeigte mir jemand ihr Instagram. Das war für mich Neuland. Ich arbeitete damals als Urologin beim Militär und musste an den meisten Tagen morgens um fünf Uhr aus dem Haus, kam um sechs abends zurück. Da blieben gerade mal ein paar Stunden für die Familie, für Social Media hatte ich keine Zeit. Irgendwie hatte es mir diese Frau allerdings angetan, und so meldete ich mich wegen ihr 2019 bei Instagram an. Dass sie Mutter war, im Krankenhaus arbeitete, erfolgreiche Pflegeaktivistin war und dabei so aussieht, wie sie aussieht, das hat mich umgehauen. Ich musste sie kennenlernen.«

Annabell, Ärztin

»Wollen wir uns mal auf einen Kaffee treffen? Ich wohne ums Eck. Unsere Töchter gehen in denselben Kindergarten.«

Ich las die Nachricht und wischte mit dem Daumen in Richtung Profil. Annabell D., folgt 112 Profilen, hat selbst nur 52 Follower und ganze drei Posts. Lachende Kindergesichter hinter Geburtstagskuchen, Familienporträts. Sie folgte Popstar Justin Bieber, dem örtlichen Hotel, der Komödiantin und Talkmasterin Ellen DeGeneres, dem Schauspieler Matthias Schweighöfer und der Kinderturngruppe unseres Dorfes. Wenn das ein Fakeprofil war, dann war es gut. Ich klickte das Familienfoto an. Schwarz-weiß, vier lachende Gesichter, alle mit identischer Zahnlücke. Doch, dieses kleine Mädchengesicht kannte ich aus der Kindergartengruppe meiner Tochter. Aber wie sie hieß? Keine Ahnung.

Ich klickte erst mal ein rotes Herzchen rechts unten an die Nachricht. Nett sein, Zeit schinden. War das eine Verrückte, die mich stalkte? Aber dann noch eine aus dem Dorf? Ich konnte sehen, dass sie in letzter Zeit fast jeden meiner Beiträge gelikt hatte. Die meisten aus dem Dorf verfolgten zwar, was auf meinem Profil passierte, guckten mich aber mit dem Arsch nicht an. Erst wenn ich ihnen den Rücken zudrehte, fingen sie an zu tuscheln. »Guck mal, die Böhler. Ist das 'ne neue Handtasche?« Für so was hatte ich Ohren und Augen am Hinterkopf. Damals, 2019, hatte ich schon um die 150 000 Follower, ich brannte für die Pflege, schrieb abends mit meiner Co-Autorin Jarka Kubsova an meinem ersten Buch, mein Terminkalender glühte, und ich war happy damit.

Diese Annabell hatte mir als Kommentar zu einigen meiner Stories aus dem Krankenhaus schon zuvor ein paar Nachrichten zugeschickt, die zeigten, dass sie im Thema war. Sie war Urologin, schrieb sie, ihr absoluter Traumjob, und trotzdem hatte sie das Gefühl, ihm nicht mehr gerecht zu werden, seitdem die Kinder da waren. Und den Kindern auch nicht ... das Gefühl kannte ich. Ich hatte, nachdem die Kinder 2013 und 2015 auf die Welt gekommen waren, auf 25 Prozent runtergeschraubt und machte Wochenenddienste. Nebenher hatte ich in der ambulanten Anästhesie angefangen, wo ich mir die Tage besser einteilen konnte – und wo am Wochenende nicht gearbeitet wurde. Das Puzzle funktionierte, aber ich hatte ständig das Gefühl, das Team auf der Intensiv im Stich zu lassen. Das ging allen Müttern so. Nur die Ärzte schafften es irgendwie, so weiterzumachen, als hätte sich ihr Leben nicht gerade auf den Kopf gestellt. Hatte es offenbar auch nicht, außer, dass da neben der dampfenden Lasagne ein Brei löffelndes Kind am Abendbrottisch saß. Ich übertreibe nur minimal. Wenn man sich die Situationen der einzelnen Kollegen näher ansieht, dann fühlt man sich schnell in die Fünfzigerjahre zurückversetzt. Und wenn die Gattin doch noch halbtags arbeitet, dann springt die Mutter ein. Irgendeine Frau wird das Loch schon stopfen. Bei Annabell, so schrieb sie, hatte der Mann eine Zeit lang die »Frauenrolle« übernommen. Das interessierte mich.

»Ich habe nächsten Freitag frei, komm doch einfach auf einen Kaffee bei mir vorbei!«, antwortete ich und fragte mich im selben Moment, warum ich sie zu mir nach Hause eingeladen hatte. Warum nicht in ein Café, so wie es andere Menschen machen, die sich noch nicht kennen? Es fühlte sich einfach richtig an. Irgendwas an dieser sympathischen Zahnlücke sagte mir, dass wir uns gut verstehen würden. Nervös war ich trotzdem.

Als der Freitag kam, bekam ich eine Absage. Ihr Kind sei krank. Ich hatte das Esszimmer aufgeräumt, die ganze Flurdeko umgestellt, Zweige mit Papierlampions in die Vasen gesteckt – ich war so beschäftigt gewesen, dass mir gar nicht richtig aufgefallen war, warum ich das alles machte. Jetzt, wo die Absage im Posteingang gelandet war, wurde es mir plötzlich klar. Ich war aufgeregt, weil ich dieser mir unbekannten Frau gefallen wollte, ich wollte ihr zeigen, wie ich wirklich bin, und irgendwie hoffte ich, eine Freundin gewinnen zu können. Im echten Leben. Wenn ich ehrlich zu mir selbst bin, weiß ich sehr gut, woher diese Enttäuschung über die Absage kommt. Sie wirft mich unmittelbar in meine Kindheit zurück. Wenn mein Geburtstag bevorstand und ich hoffte, endlich meine Freunde zu mir nach Hause einladen zu können. Wir waren zu Hause zu sechst. Oma und Opa im Erdgeschoss und darüber meine Eltern, meine große Schwester und ich. Um uns herum weite Natur, saftige grüne Wiesen und sanfte Hügel. Dennoch fühlte ich mich oft eingeengt.

Meine Schwester und ich wurden streng religiös erzogen. Genau so, wie meine Mutter selbst von ihrer eigenen Mutter, meiner Oma im Erdgeschoss, erzogen worden war. Katholisch, aber anders, als ich es heute kenne oder von meinen Mitschülerinnen von der katholischen Mädchenschule kannte. Es gab für uns Regeln, die für andere Katholiken nicht galten und die mich zum Sonderling machten.

Unser Leben war nach dem Glauben ausgerichtet. Jeden Sonntag ging es in eine Gemeinde, in der der Priester den Gottesdienst konservativ gestaltete. Freitags gab es manchmal Betstunden, da musste man zwei Stunden lang still sitzen, was mir – wie jedem Kind – unglaublich schwerfiel. Bilderbücher oder andere Ablenkungsmanöver gab es nicht. Ausreden funktionierten nicht, denn genau wie ich hat meine Mutter diese fast unheimliche Sensibilität dafür, wenn jemand ihr gegenüber nicht ehrlich ist. Meine Mutter konnte ich noch nie anlügen, das ging einfach nicht. Und so kam es auch immer wieder, ganz besonders in der Pubertät, zu Auseinandersetzungen. Es galt also, andächtig zu sein und sich in der Betstunde nicht danebenzubenehmen, auch nicht als Siebenjährige. Vor dem Essen wurde gebetet, zwischendrin auch und dann wieder vorm Zubettgehen. Das Leben, verstand ich als Kind, war auf das Jenseits ausgerichtet, die Regeln, die befolgt werden mussten, würden uns einen Platz im Himmel bescheren. Alles, was wir hier taten, richtig oder falsch, würde Auswirkungen auf das Leben nach dem Tod haben. Mir war als Kind oft nicht klar, ob ich dankbar sein sollte, dass ich »auserwählt« war, oder ob ich lieber normal sein und sonntags zum Fußballgucken oder auf den Jahrmarkt gehen wollte anstatt in die Kirche.

Wir feierten Geburtstage nur im kleinen Familienkreis, einfach so Freunde nach Hause einzuladen, war nicht üblich. Wie sollte ich das meinen Mitschülern erklären? Wie konnte ich jemals echte Freundschaften schließen, wenn es diese engstirnigen Regeln gab? Unsere Mutter wollte das Beste für uns. Das sagte sie damals immer, wenn ich mich beschwerte, und rückblickend glaube ich es ihr. Doch war das Beste in ihren Augen etwas, das für mich viel zu abstrakt war. Das »Beste« hieß, gut und fromm zu sein, einen fürsorglichen Mann zu heiraten, wie es meine Mutter mit neunzehn Jahren getan hatte. Es bedeutete, Kinder zu bekommen, Mutter zu sein. Das erste Kind meiner Eltern, meine große Schwester Verena, kam ein Jahr nach der Hochzeit auf die Welt, da war meine Mutter gerade einmal zwanzig. Neun Jahre später wurde ich geboren.

Wir waren so weit voneinander entfernt, dass wir kaum etwas miteinander zu tun hatten. Als meine Schwester in die Pubertät kam, war ich noch im Kindergarten. Als ich in die Schule kam, war sie das Vorbild, an das ich nie herankam. Verena war eine gute, brave Schülerin, an die sich die Grundschullehrer gerne erinnerten, vor allem wenn es darum ging, festzustellen, wie aufmüpfig und schluderig die kleine Schwester war.

Auch als meine Mutter bereits ihre eigene Familie hatte, lebte sie mit ihren Eltern in einem Haus – und mit deren Weltanschauung unter einem Dach. Das Haus stand an der Hauptstraße des Dörfchens, oder besser gesagt, der einzigen Straße im Dorf. Die Eltern meiner Mutter hatten es gebaut, und meine Eltern waren dort nach der Hochzeit ins obere Geschoss eingezogen.

Heute leben wir vernetzt und können weltläufig und aufgeschlossen sein, egal wo wir leben. Für meine Mutter sind soziale Medien und selbst das Internet immer noch eher fremd und unheimlich. Für sie gab es nur diese eine Welt, in der sie sich seit ihrer Geburt bewegte, das ist heute schwer nachvollziehbar. Es ist aber wichtig, sich das vor Augen zu halten. Für mich gab es schon bald eine andere – eine, in der Mädchen und Frauen alle Möglichkeiten offenstanden oder zumindest offenstehen sollten. Damals, als Kind, ahnte ich so etwas und rebellierte, war aber noch weit davon entfernt, mich von der Welt meiner Großeltern und Eltern zu emanzipieren. In der Grundschule fühlte ich mich als Außenseiterin und obwohl ich inzwischen einen engen und lebendigen Freundeskreis habe, dazu Hunderttausende virtuelle »Freunde«, verlässt mich das Gefühl nie ganz. Auch als ich mich vor Einladungen nicht mehr retten konnte, hatte ich immer wieder diesen Traum, auf einer Hochzeit eingeladen zu sein und an keinem der Tische mein Namenskärtchen zu finden. Dieses stechende Gefühl, nicht dazuzugehören, nicht geliebt zu werden, trifft mich immer wieder mit voller Wucht. Erst jetzt, mit meinem Handy im blitzblank geputzten Haus am Küchentisch sitzend, fiel mir das auf. Mir war wichtig, dass diese Annabell zu mir kam, die echte Franzi traf und sie mochte. Und jetzt machte sie (aus nachvollziehbarem Grund) einen Rückzieher!

»Bring deine Tochter doch einfach mit«, versuchte ich es. »Ob sie bei dir zu Hause krank ist oder bei mir, ist doch eigentlich egal, oder?«

»Gute Idee, sind um zehn bei dir. Soll ich was mitbringen?«

»Nur das Virenbündel :)«

Annabell schickte ein Schniefnasenemoji und einen hochgereckten Daumen.

Mein Körper entspannte sich, und in der nächsten Sekunde lief ich ins Kinderzimmer, um Spielsachen für die Kleine zusammenzusuchen und unten auf den Flokatiteppich im Wohnzimmer zu legen.

Warum war ich eigentlich immer noch in der Kirche? »Wann steigen wir aus dem Verein endlich aus?«, hat mich Gregor schon oft gefragt – er meint damit die katholische Kirche. Und ich antworte ihm immer: »Ich bringe das nicht.« Irgendwie glaube ich noch immer, dass ich verloren bin, wenn ich nicht in geweihter Erde beerdigt werde. Dass ich, wenn ich morgen vom Bus überfahren und in einem Friedwald verscharrt werde, nicht in den Himmel komme. »Was für ein Himmel denn?«, fragt Gregor dann, und ich kann es ihm nicht erklären. Ich halte noch immer an dieser Idee fest, die ich selbst nicht rational nachvollziehen kann. Es ist zu tief in mir drin. Wer unser Wohnzimmer betritt, läuft unter einem Kreuz hindurch. Das habe ich da aufgehängt. Ich fürchte, dass meinen Kindern ein besonderer Schutz fehlt, wenn sie nicht getauft sind. Ich würde mich ausgeschlossen fühlen, wenn ich nicht zur örtlichen Gemeinde gehörte. Außerdem weiß ich, wie sehr es meiner Mutter wehtun würde, und ich will sie nicht verletzen. Ich sehe sie vor mir, wie sie in der Küche steht und das kleine silberne Kreuz an ihrer Halskette baumelt, wenn sie sich vorbeugt, um den Sonntagsbraten aus dem Ofen zu holen. Die Lieblingsspeise meines Vaters. Meine Mutter kocht und backt so gut, man könnte sie jederzeit in eine Sterneküche stellen. Die Liebe zum Kochen habe ich von ihr geerbt. Ich erinnere mich, wie wir um den Tisch sitzen und meine Mutter erst die Stirn, dann einen Punkt direkt unter dem Kreuz der Halskette, dann einen oberhalb der linken und oberhalb der rechten Brust berührt, bevor sie die Finger ineinander verschränkt und Gott für die Speisen dankt. Die Speisen, die sie gerade selbst mit viel Mühe zubereitet hat. Die Hände meiner Mutter, die ständig putzten, backten, kochten, in der Erde des Gartens wühlten, die sie mir oder meiner Schwester auf die Stirn legte, wenn wir Fieber hatten, die den Stoff geduldig und geschickt durch die Nähmaschine schoben, die ihre alten Eltern pflegten, bis sie starben, und dann ihren eigenen Mann, meinen Vater, der, kurz bevor er mit ihr die Rente hätte genießen können, tödlich an Krebs erkrankte. Und so machte sie weiter, auch jetzt, da sie allein im Haus lebt. Es ist für sie nicht nur ein Haus, es ist ihr Zuhause, es ist ihre ganze Welt, in der sie mit Gott wohnt. Meine Großmutter und meine Mutter glaubten so fest, dass ihr Glaube uns alle, die wir um den Tisch saßen, mittrug. Ich traute mich einfach nicht, meine Zweifel zu teilen. Man machte die Dinge mit sich selbst aus, auch das habe ich von meiner Mutter geerbt – und von meinem Vater.

Gregor und ich heirateten in der Dorfkirche, den Turm sehe ich von meiner Terrasse aus. Die Kirche ist – auch wenn es mir als Kind so viel genommen hat – etwas, mit dem ich mich noch immer identifiziere, auch wenn wir nicht gerade zu den Stammkunden zählen.

Es klingelte.

»Annabell!«

»Franzi! Oder ist dir Franziska lieber?«

»Du kannst mich nennen, wie du willst«, lachte ich und nahm sie in den Arm, bevor ich mich zu dem kleinen blonden Mädchen an ihrer Hand hinunterbeugte. »Du kennst doch meine Tochter, oder? Du darfst heute mit all ihren Spielsachen spielen!« Das Mädchen strahlte und wurde in der nächsten Sekunde von einem heftigen Nieser durchgeschüttelt.

»Bist du sicher, dass du dieses Virenfeuerwerk zu dir einladen willst? Noch können wir gehen …«, bot ihre Mutter mit unsicherem Blick an.

»Blödsinn. In diesem Haus gehören Viren zur Einrichtung. Kommt rein, ich mach uns erst mal einen Kaffee.« Wir beide lachten, wir beide mochten uns, wir beide waren nervös gewesen und jetzt sooo erleichtert.

Es dauert nur ein paar Minuten, bis ich weiß, wem ich vertrauen kann. Vielleicht sogar weniger. Damit bin ich, was Männer betrifft, schon einige Male auf die Schnauze gefallen, aber alles in allem stimmt der Instinkt. Und bei Annabell habe ich das schon gefühlt, bevor sie überhaupt vor meiner Haustür stand. Deswegen blieb mir auch nichts anderes übrig, als sie direkt in den Arm zu nehmen. Bevor sie mir eine Frage stellen konnte, fragte ich sie aus. Wollte wissen, wo sie herkam, warum ich sie nie am Kindergarten sah, warum sie ausgerechnet Urologin hatte werden wollen?

»Ich wollte Ärztin werden, um Menschen zu heilen. Und die meisten Krankheitsbilder in der Urologie sind heilbar«, sagte Annabell und nahm sich eines der Croissants, die ich aufgebacken hatte. »Es ist einfach ein dankbares Fachgebiet.«

»Mit anderen Worten, du magst einfach Penisse«, sagte ich so trocken wie möglich.

Annabell blieb vor Lachen das Croissantstück im Hals stecken.

»Nein, ich meine das ernst! Aber o. k. Ich bin auch in die Urologie gegangen, weil ich als Studentin im Praktikum in den Chefarzt der Urologie verknallt war.«

»Wusste ich doch, dass es da noch einen irdischeren Grund gab«, triumphierte ich. Wir hatten inzwischen jede schon zwei Kaffee getrunken, das Kind war auf dem Sofa eingeschlafen, und auch wenn es erst mittags war, holte ich eine Flasche Sekt aus dem Kühlschrank, Annabell zögerte noch, aber da hatte ich das erste Glas schon eingeschenkt.

»Lief da was mit dem Chefarzt?«

»Ach Quatsch. Ich glaube nicht mal, dass der ahnte, dass ich ihn toll fand. Aber ich habe mich für ihn dermaßen ins Zeug gelegt, dass ich meinen Facharzt im Nullkommanix in der Tasche hatte. Aber jetzt erzähl du mal von deinem Oberarzt.«

»Nicht dein Ernst jetzt, oder?«, fragte ich entrüstet. »Dass ausgerechnet du auf der Krankenschwester-Oberarzt-Nummer herumreiten willst ...!«

»So war das überhaupt nicht gemeint! Ich bin die Allerletzte, die an dem Klischee interessiert ist. Jeder medizinische Beruf hat seinen Stellenwert. Mein Mann ist Physiotherapeut und hat manchmal ein Problem damit, mit einer Ärztin verheiratet zu sein«, verteidigte sie sich.

»Ich glaube, ich kenne keine Ärztin, die einen Pfleger geheiratet hat, während das Modell Chefarzt-Krankenschwester noch hochaktuell ist.«

»Mein Mann hatte ein echtes Problem mit dem Unterschied, als wir uns kennengelernt haben. Nicht mit dem Doktortitel, eher, was das Geld betrifft. Es ist das Ego.«

»Der soll doch froh sein! Welcher Mann hat schon eine heiße Urologin im Haus, die das Geld in die Haushaltskasse bringt«, versuchte ich, die Stimmung aufzuheitern, aber ich merkte, dass ich bei dem Thema auf eine Mine getreten war. Annabell erzählte mir, wie sie nach der Geburt des ersten Kindes hatte weiterarbeiten wollen: »Das war eine ganz unemotionale Rechnung für mich. Damals habe ich einfach mehr verdient als er.« Sie ging nach dem Mutterschutz zurück in den Job, und ihr Mann kümmerte sich um das Kind und kürzte seine Stunden auf fünfzig Prozent. Dann wurde sie wieder schwanger, und das Problem verdoppelte sich.

»Ich verlasse inzwischen das Haus um fünf Uhr morgens, um pünktlich den Dienst anzufangen, komme abends um sechs zurück, bin todmüde und habe das Gefühl, auf allen Ebenen zu versagen.«

»Wie meinst du das?«, fragte ich.

»Ich bin in meinen Augen keine gute Ärztin, weil ich immer pünktlich wegmuss oder ausfalle, weil ein Kind krank ist. Für die Kinder bin ich die Blöde, weil ich nie da bin, und für meinen Mann bin ich eine schlechte Partnerin, weil ich übermüdet und gereizt bin und ihn in die Frauenrolle dränge. Dabei ist er gerade dabei, seine eigene Physiotherapiepraxis aufzuziehen. Er wird bald der Boss sein, während ich trotz meinem Doktor Angestellte bleibe. Er wird dann ein Vielfaches von dem verdienen, was ich heute kriege.«

»Das ist krass, dass er so denkt! Du müsstest als Superwoman gefeiert werden.«

»Von außen sieht es vielleicht modern aus, aber innen drinnen, zerbreche ich an dem Modell.«

Eben hatte sie noch rote Bäckchen, jetzt sah Annabell abgeschlagen aus. Das Thema hat etwas in ihr losgetreten.

»Weißt du«, sagte sie. »Ich kann noch nicht mal mit jemandem darüber sprechen. Für Freundinnen habe ich keine Zeit mehr, für eine Therapie erst recht nicht, ich bin in einer solchen Mühle und innen ganz hohl und hilflos.«

»Aber jetzt sitzt du hier bei mir!«, versuchte ich, sie aufzuheitern.

»Ich glaube, als ich dich sah, wollte ich einfach wissen, wie du es machst. Du wirkst so – wie soll ich sagen, patent, aufgeräumt, du engagierst dich für die Zukunft deiner Branche, machst diesen Knochenjob, hast zwei kleine Kinder, siehst super aus ...«

»Danke! Du bist lieb.« Ich nahm einen Schluck Sekt. »Die meisten anderen Frauen versuchen, den Haken zu finden. Den Mann, der im Hintergrund alles finanziert, der die Posts schreibt, weil die olle Krankenschwester das niemals draufhat, oder was weiß ich. Dass ich das alles selbst auf die Beine stelle, dass ich das Know-how habe, dass mein Mann noch nicht mal wirklich weiß, was Instagram ist – das will keiner anerkennen!«

»Ach, lass die doch reden!«, schimpfte Annabell.

»Das sagst du so einfach. Für viele Kolleginnen war ich abgeschrieben, sobald ich Gregor geheiratet hatte.«

Ich erzählte Annabell davon, wie demütigend es sich anfühlte, für seinen Job als Krankenschwester zu brennen, aber nicht mehr ernst genommen zu werden, sobald man den Oberarzt datet.

»Als ob du deinen Job ab dem Zeitpunkt nur noch als Hobby machst!« Ich redete mich in Rage. »Und wenn du dann Kinder hast, bist du eh weg vom Fenster. Denn dann kann keiner mehr auf dich zählen.«

»Ich weiß, wovon du sprichst. Das geht auch uns Ärztinnen so.«

Als hätte sie gehört, dass es um sie ging, wachte Annabells Tochter auf und rief nach ihrer Mama. Während sie sich um sie kümmerte, brachte ich die Gläser und Tassen in die Küche und dachte weiter nach. War mein Einsatz für die Pflege vielleicht eine Reaktion auf diese Missbilligung der anderen Frauen? Wollte ich denen beweisen, dass ich mehr draufhatte?

»Und wenn schon!«, sagte ich der Spülmaschine und zog mein Handy aus der Tasche. Mein Post von heute Morgen hatte Tausende Likes gesammelt, ich bekam aus allen Ecken Rückenwind für das, was ich machte. Ich fühlte, wie sich ein Lächeln auf meinem Gesicht breitmachte. Selbst wenn ich jemandem etwas beweisen wollte – dem Kollegium, Gregors Eltern, denen Bildung heilig war, meiner Mutter, der ich zeigen wollte, was in mir steckte – die Motivation war doch unbedeutend. Was zählt, war, dass es funktionierte! Eine Frau, eine Blondine, eine Krankenschwester mischte das Gesundheitswesen auf. Ich war die Jeanne d'Arc der Pflege.

»Sag mal, musst du nicht deine Kinder abholen?« Annabell kam mit einem in eine Kuscheldecke eingewickelten Bündel um die Ecke.

Ich schaute auf die Uhr. »Oh Mann, schon so spät!«

»Das kommt davon, wenn man nie Zeit zum Quatschen hat«, lachte Annabell. »Wenn man sie hat, reicht sie nie aus!«

»Bleib doch einfach hier, nimm dir aus dem Kühlschrank, was du brauchst, und leg die Süße später in mein Bett.«

»Du meinst, ich soll hier alleine ...?«

»Ja, ich bin doch in fünf Minuten wieder da. Ich hole die Kids und bring uns noch ein Stück Kuchen mit«

»Oh, nicht für mich... Ach, was soll's! Okay, okay!«, sagte Annabell und sah mich dankbar an. Das war ein guter Tag. Ich hatte eine neue Freundin. Ich hatte eine Verbündete.

> »Abends kamen die Böhlers dann zu uns in den Garten, und unsere Männer haben sich kennengelernt. Es war magisch, ich war wie blitzverliebt. Franzi hat etwas so Offenes, Einnehmendes. Wir haben sehr viel zusammen gemacht, die Männer haben sich super verstanden, die Kinder haben geklickt. Alles war toll, bis Franzi dann irgendwann nicht mehr Franzi war.«
>
> *Annabell, Freundin*

Die Blonde schreibt ein Buch?

»Stillstand, Resignation und Jammern sind drei Dinge, die der Pflege immer vorgeworfen werden. Und was soll ich sagen? Das stimmt sogar, wenn man sich die letzten Jahrzehnte so vornimmt. Zu hoffen, dass sich von alleine etwas ändert, das ist, wie am Bahnhof zu stehen und auf ein Schiff zu warten. Jeder Einzelne, der auf einer öffentlichen Plattform sozialkritisch und berufspolitisch diskutiert, ist schon einen Schritt weiter. Vielleicht ist es Zeit für Veränderung. Für mehr Engagement.

Mein Kopf brummt schon seit Wochen, und ich überlege, was das Richtige ist.

Hinterfrage oft meine Arbeit auf der Intensivstation, die Wochenenden, an denen meine Familie alleine ist, Social Media, das von Sinnhaftigkeit und Kontroverse nichts hält. Wahrscheinlich, weil es nichts daran verdient und Milliarden von Menschen lieber Schmetterlinge als Larven sehen wollen. Es reift ein Plan, eine gewisse Zensur zu umgehen. Auch eine für mich selbst. Ich glaube, es gibt eine neue Generation ›Schwester‹. Und die hat sich das Jammern abgewöhnt.«

Franziska auf Instagram im April 2019

Im April 2019 bekam ich über Instagram eine Direktnachricht, an der ich sofort hängen blieb. »Hast du mal darüber nachgedacht, ein Buch zu schreiben? Kein anklagendes, etwas

Realistisches. Etwas, mit dem sich jeder identifizieren kann«, schrieb Jarka Kubsova. Ich googelte den Namen und tatsächlich, das war eine waschechte Autorin. Sie hatte für die *Financial Times* und die *ZEIT* gearbeitet. Und sie war vor vielen Jahren selbst einmal Krankenschwester gewesen, schrieb sie in ihrer Nachricht. Ich setzte mich. Meinte die das ernst? Und wenn ja, wie meinte sie das? Dachte sie wirklich, ich könnte ein Buch schreiben?

> »Ich fand Franzi spannend, da ich selbst einmal eine Ausbildung zur Krankenschwester gemacht habe. Und schon vor über zwanzig Jahren waren die Verhältnisse so, dass es mich aus dem Beruf herausgetrieben hat. Als ich Franzi entdeckte, hat mich beeindruckt, dass es heutzutage eine Möglichkeit gibt, diese Probleme zu kanalisieren, sie als Privatperson öffentlich zu machen! Ich hatte zu dem Zeitpunkt schon zwei Bücher aus dem medizinischen Bereich als Ghostwriterin betreut und dachte: Das muss als Buch an die Öffentlichkeit. Franzi war die Repräsentantin für dieses Thema, sie musste die Stimme sein. Damals, vor der Pandemie, gab es so gut wie kein Buch über die Probleme der Pflege, inzwischen gibt es so einige. Ich hatte damals nicht vor, das Buch mit Franzi zu machen, weil ich mit meinem eigenen Roman beschäftigt war. Ich wollte sie nur an meinen Agenten vermitteln.«
>
> *Jarka, Autorin*

Ich schrieb ihr noch am selben Tag zurück. »Nein, darüber habe ich nicht nachgedacht, ich glaube auch nicht, dass ich das kann!«

»Natürlich kannst du das«, schrieb Jarka und erklärte mir, warum sie es so wichtig fände, das Thema in Buchform öffentlich zu machen. Man erreiche eine viel breitere Zielgruppe und vor allem auch Menschen, die Instagram nicht nutzen. »Ein Buch gibt dir die Chance, dich als Expertin zu positionieren«, sagte Jarka. Sie fand, dass ich den Sorgen und Problemen eines ganzen Berufsstands Gesicht und Stimme geben könne. Das klang gut und wichtig, aber schon im nächsten Moment bekam ich Gänsehaut bei der Vorstellung, ein Buch schreiben zu müssen. Ich? Als Buchautorin? Als Expertenstimme? Plötzlich schien mir alles über den Kopf zu wachsen. Hier musste eine Verwechslung oder zumindest ein Missverständnis vorliegen. Auf Instagram konnte ich aus dem Bauch heraus sprechen, etwas runtertippen, das ich später, wenn nötig, bearbeiten oder löschen konnte. Und ich lösche gerne, manchmal zu viel. Aber ein Buch, das blieb für immer. Ein Buch, das waren keine kurzen Beiträge – das waren Hunderte Seiten! Auf der anderen Seite: Warum hörte ich immer wieder auf diese alte Franzi, die sich kleinmachte? Wenn ich mir manchmal noch einmal alte Beiträge durchlas, war ich oft selbst erstaunt, wie gut sie waren. Bewies ich mir nicht jeden Tag aufs Neue, dass ich mehr draufhatte, als ich selbst von mir erwartete?

»Ich mache das, wenn du mir hilfst«, antwortete ich.

»Ich würde gern, arbeite aber gerade an meinem ersten Roman. Du schaffst das, ich verbinde dich mit meinem Agenten«, schrieb Jarka. Mir sank das Herz in die Hose. Was sollte ich mit einem Literaturagenten? Als ich mit Gregor über die Buchidee sprach, war er Feuer und Flamme. »Natürlich machst du das. Ein Buch? Das ist die beste Idee seit Langem.« Ich sah in sein Gesicht und verstand plötzlich, was Jarka meinte. Gregor war das perfekte Beispiel für die Zielgruppe, die ich mit Social Media nicht erreichen konnte. Aber ein Buch – das konnte er anfassen, aufblättern und vor allem: seinen Eltern zu Weihnachten schenken. Ins Regal stellen. Das war in seinen Augen etwas Handfestes, Echtes! Etwas, das in seiner Welt einen Wert hatte. »Aber ich bin keine Schriftstellerin, Gregor!«, sagte ich. »Außerdem habe ich keine Zeit für noch einen dritten Job!«

»So was macht man ja auch nicht alleine«, antwortete er. »Wenn diese Autorin nicht kann, dann eben jemand anderes.«

Eine Woche später waren Jarka, der Literaturagent und ich zum Kennenlernen für einen Videocall verabredet. Der Agent saß vor einer beeindruckenden Bücherwand, Jarka in einem urigen Zimmer mit Blick auf die Alpen des Meraner Lands, wohin sie sich für ihren Roman zurückgezogen hatte. Und ich? Dutt auf dem Kopf vor einer quietschorangefarbenen Wand, die fedrigen Blätter einer Kentiapalme lugten hinter meinen Ohren hervor, als würde mir gerade der Kopf explodieren. Ich kam mir vor wie eine Cartoonfigur, die sich in einen intellektuellen Literaturzirkel verirrt hatte. Am liebsten wäre ich aufgestanden und hätte die Palme umgestellt, allerdings hätten Jarka und der Agent dann meine pinke Jogginghose gesehen.

Während Jarka mich vorstellte und mein Engagement beschrieb, wurde mir klar, dass es schwierig werden würde, jemanden zu finden, die sich aus erster Hand so gut mit der Thematik des Pflegenotstands auskannte und ihn so gekonnt und klar in Worte fassen konnte. Die Idee für das Buch war immerhin ihre gewesen, und wenn ich sie jetzt reden hörte, merkte ich, wie wichtig ihr es war, dass es ein solches Buch gab. Vielleicht konnte ich sie doch überreden, es mit mir zusammen zu schreiben? Ich setzte alles auf eine Karte und machte es zur Bedingung. Es klappte. Nicht auf Anhieb, aber irgendwann sagte Jarka doch zu.

> »Ich hab mich überzeugen lassen, weil ich es so wichtig fand. Ich wollte auch mir selbst den Gefallen tun, weil ich unter ebendiesen Bedingungen gelitten und damals nicht gekämpft hatte, sondern ausstieg. Ich wollte es für die Ehre dieses Berufes machen.«
>
> *Jarka, Autorin*

Meine zweite Bedingung war, dass ich keine Pressetermine wie zum Beispiel Talkshows wahrnehmen müsste. Dass sich so heute Bücher verkaufen, war mir klar – aber die Vorstellung, im Livefernsehen ins Kreuzverhör genommen zu werden, war mein absoluter Albtraum. Der Verlag schluckte die Bedingung – heimlich hoffte man wahrscheinlich, dass ich meine Meinung im Laufe der Zeit ändern würde. Und teilweise ist das auch passiert.

Ich mag Instagram, weil ich dort selbst die Kontrolle über das Bild von mir in der Öffentlichkeit habe. Ich gebe viel Privates preis, aber weil ich es so entscheide. In TV-Talkshows wie »Markus Lanz« wird man eingeladen, weil die Redaktion eine bestimmte Rolle in der Talkrunde besetzen will, schon diese Idee finde ich einengend und auch beängstigend. Zu wissen, dass ein Millionenpublikum mich bei meiner Wortfindungsstörung beobachtet und sich parallel auf Twitter bzw. X das Maul zerreißt, hilft auch nicht weiter.

Nach der anfänglichen Begeisterung über den Buchdeal begann die Arbeit. Das Konzept stand, die Seiten mussten gefüllt werden. Gleichzeitig arbeitete ich noch auf der Intensivstation und fütterte mein Instagramprofil. Es war viel. Zu viel. Ohne

Jarka hätte ich das nie geschafft. Sie brachte ein beeindruckendes Wissen mit, das sie auch viele Jahre nach dem Examen als Krankenpflegerin noch aus dem Stegreif abrufen konnte, und darüber hinaus arbeitete sie sich in die aktuellen Themen und Nöte des Pflegeberufs ein. Abends setzte ich mich hin, kramte in Erinnerungen und füllte den allgemeinen Rahmen mit meinen persönlichen Erfahrungen. An einem guten Tag fühlte es sich wie eine Therapie für mich und für meinen Berufsstand an. Ich legte die Probleme offen, führte mir gleichzeitig vor Augen, wie besonders und essenziell unser Beruf ist. An schlechten Tagen war es die Extraportion Arbeit, die einfach nicht mehr zu schaffen war. Ich hatte das Gefühl, das Krankenhaus nach der Schicht zu verlassen, nur um es im nächsten Moment über Social Media und die Arbeit am Buch wieder zu betreten.

Jeder kennt dieses Gefühl, dass man sich intensiv mit etwas beschäftigt und plötzlich nichts anderes mehr sehen kann. Dein Herz ist gebrochen, und du siehst an jeder Ecke glücklich verliebte Paare; du sehnst dich nach Urlaub und wirst von Traumstrandfotos überspült, sobald du dein Instagram öffnest. Zugegeben, der Algorithmus tut sein Übriges. Als das Jahr 2019 zu Ende ging, war mein Kopf bis oben hin gefüllt mit Themen wie dem Fachkräftemangel, dem Versorgungsengpass, der Bettenobergrenze. Und dann passierte Anfang 2020 etwas, das ebendiese Begriffe in alle Zeitungsheadlines, Newsticker und Nachrichtensendungen spülte: Covid-19. Die Situation war so surreal, dass ich manchmal, wenn ich nachts nicht schlafen konnte, das Gefühl hatte, mit meiner Obsession für das Thema diese Katastrophe herbeigeführt zu haben. Oder wie konnte es sein, dass genau jetzt, da ich an diesem Buch über den Pflegenotstand arbeitete, ein Virus die Welt in einen

Ausnahmezustand versetzte, wie ihn sich nicht einmal der Hollywoodregisseur Wolfgang Petersen hätte ausmalen können? Dass sich plötzlich jeder für die Missstände interessierte, die ich schon seit Jahren anprangerte?

»Ach, dir haben wir diesen Schlamassel zu verdanken?«, foppte mich Svenni, als ich ihr gegenüber einmal im Scherz diesen Gedanken andeutete. »Und alle Welt zeigt mit ausgestrecktem Finger in Richtung Wuhan, dabei sitzt die Wurzel allen Übels am Küchentisch im Spessart und lackiert sich die Fußnägel.«

»Aber du musst zugeben, dass das irre ist, Svenni!«, sagte ich.

»Musst du mir nicht erzählen. Auf der Intensiv dürfen wir uns als Neujahrsbonus eine unter Umständen tödliche Infektion mit nach Hause nehmen.«

»Oh Mann, Svenni, und ich sitze hier und rede nur über mich.«

Instagram, Buch, Interviews und die ersten Werbekooperationen – mir wurde plötzlich bewusst, dass sich unsere Gespräche in letzter Zeit fast ausschließlich darum drehten, was in meinem Leben geschah.

Während Svenni noch Vollzeit auf der Intensivstation arbeitete, hatte ich im September meine Kündigung eingereicht und war im Dezember ganz in die ambulante Anästhesie gewechselt. Der Schichtdienst im Krankenhaus ließ sich nicht mehr mit dem Familienleben vereinbaren, Gregor und ich hatten uns am Wochenende nur noch die Klinke in die Hand gedrückt. Die Übergabe zu Hause glich der auf der Intensiv: »Sohn mit Nasenbluten aus dem Kindergarten abgeholt, seit 15 Uhr stabil, muss noch Abendessen, bitte drittes Kapitel Ritter Kokosnuss vorlesen. Tochter braucht Kurzhaarschnitt oder sonstige Maßnahme, um Kaugummi aus den Haaren zu entfernen. Tschüss, bis später!«

Ich vermisste meine Kollegen auf der Intensiv, am allermeisten Svenni, genoss es dafür aber, endlich die Wochenenden mit der Familie zu verbringen. Als die Bundesregierung Ärzte und Kliniken jedoch dazu anhielt, planbare Operationen auf unbestimmte Zeit zu verschieben, hatte ich das Gefühl, am falschen Ort zu sein, und entschied mich im Frühjahr 2020, für vier Wochen zurück auf die Intensivstation zu gehen, um meine noch mehr als sonst schon überlasteten Kolleginnen zu unterstützen. Es war eine seltsame Zeit. Angespannt, bedrohlich und zugleich aufregend, kollegial und auf eine gewisse Art motivierend. Während der Coronakrise entstand ein neues Verbundenheitsgefühl innerhalb der Klinik. In dieser Extremsituation wurde offensichtlich, was uns Pflegenden schon lange klar war: Wie wichtig jedes einzelne Glied im Gesundheitssystem war, ob Chefärztin, Altenpfleger oder Intensivkrankenschwester. Es war sonnenklar, wie sehr wir aufeinander angewiesen waren, wie sehr die Gesellschaft auf uns angewiesen war. Auf unser Können und Wissen, unsere Resilienz, unsere Fähigkeit, unter extremem Druck schnell reagieren und richtige Entscheidungen treffen zu können. Zugleich wurde unter dem Brennglas der Krise offenbar, was wir seit Jahren anprangerten. Dass es von uns zu wenige gibt, dass wir, selbst wenn es genügend Betten geben sollte, die Patienten nicht versorgen können. Die Not, in der die Pflege steckte, war für uns auch ohne Corona sichtbar, die Pandemie sorgte dafür, dass endlich nicht nur die Ärztinnen, Pfleger und Kranken das mitbekamen, sondern auch alle anderen. Denn was keine noch so dramatische Schilderung der Zustände schaffte, gelang der Pandemie auf einen Schlag. Plötzlich hatten alle Angst davor, zu sterben. Nicht nur am Virus, sondern auch an der Misere unseres Gesundheitssystems. Wenn die Politik jemals die Chance hatte, das Gesundheitswesen zu revolutionieren, dann jetzt! Die Menschen standen an den Fenstern und applaudierten uns. Das allabendliche Töpfeklappern klang in meinen Ohren wie ein Kampfaufruf an Jens Spahn und die Regierung: Sprengt das System, das nicht mehr funktioniert, helft den Helfenden, ihr habt unser aller Rückendeckung!

Die Erfahrungen, die ich in dieser Zeit auf der Intensivstation machte, flossen nicht mehr ins Buch ein. Die Covid-Pandemie konnten Jarka und ich nur noch an wenigen Stellen einbauen, was sich damals falsch anfühlte – im Rückblick aber richtig war. Denn dadurch steht das Buch – leider – auch vier Jahre später noch so aktuell da wie bei seiner Veröffentlichung.

Drei Monate vor dem Erscheinungstermin, der für den August 2020 angekündigt war, durfte die Nachricht endlich an die Öffentlichkeit: Ich schreibe ein Buch! Der Verlag drehte dafür ein kleines offizielles Ankündigungsvideo mit mir, in dem ich in einem Wartezimmer sitze und erkläre, worum es in diesem Buch gehen wird: um meinen Traumberuf und wie er wieder zum Traumberuf werden könnte.

Ich habe nie ein Geheimnis daraus gemacht, dass ich es nicht alleine schreibe, sondern eine professionelle Co-Autorin habe, dennoch brach neben den tausend Glückwunschbekundungen und Vorbestellungen auch eine riesige Welle der Missgunst über mich herein. Nicht in den öffentlichen Kommentaren, sondern in Gossip-Foren, Direktnachrichten oder sonstiger Flüsterpost.

»Die Blonde schreibt ein Buch?«, »Instagram-Fame reicht wohl nicht?«, »Bildet die sich etwa ein, schreiben zu können?« – um nur einige zu nennen. Klar, so was könnte man einfach wegwischen. Immerhin waren Jarka und ich so weit, dass wir absehen konnten, wie das Buch sich lesen würde. Es war gut! Und ganz bestimmt nicht das, was die Menschen, die schon jetzt nörgelten, erwarteten.

Aber mit Kritik konnte ich noch nie gut umgehen. Anstatt mich zu freuen, dass ich es ihnen schon sehr bald schwarz auf weiß beweisen würde, kroch die Versagensangst in mir hoch. Was, wenn sie recht hatten? Was, wenn das Buch von der Presse zerrissen würde? Vielleicht war das alles ein riesiger Fehler gewesen …!

Kurz bevor das Buch am 5. August erschien, fuhr ich mit Gregor, den Kindern und ein paar Freunden nach Kroatien ans Meer. Seltsamerweise hatten diejenigen, die es vorbestellt hatten, das Buch schon ein paar Tage, bevor es im Buchhandel lag, bekommen. Und so trudelten, während ich die Füße in den Pool hielt, Hunderte Bilder von Menschen, die das Buch lasen, ein Foto machten und mich verlinkten, auf meinem Instagramaccount ein. Ich war überwältigt. So viel Aufmerksamkeit, so viel Lob! Darunter blieb aber die Angst, dass gleich der große Verriss kommen würde. Jeden Tag riefen Redakteurinnen und Redakteure an, die mit mir Interviews oder Vorbesprechungen für TV-Talkshows führten, selbst mit der Redaktion von Markus Lanz sprach ich, obwohl ich das zuvor ausgeschlossen hatte. In einem Moment fühlte ich mich wie Superwoman, im nächsten wie ein Schwimmreifen ohne Luft.

»Das müssen wir feiern!«, riefen die Freunde und gossen mir Sekt ins Glas. Wir tranken und drehten die Musik auf, zwischendurch versteckte ich mich auf der Toilette, um meine Ruhe zu haben.

Es war wie jeder Urlaub seit 2018, einer, der keiner war. Meistens fing es damit an, dass ich krank wurde, und bevor die Erholung beginnen konnte, brach die Arbeit über mich herein. Die Pool- und Partyfotos, die ich auf Instagram postete, sprachen eine andere Sprache. Aber mal ehrlich, wer will schon eine schniefende, unentspannte Krankenschwester mit Telefon am Ohr sehen?

Auf dem Rückweg von Kroatien fuhren wir nach Österreich, dort habe ich mein Buch zum ersten Mal im Handel gesehen. Es war an einem nicht sehr aufregenden Ort, der Thalia-Buchhandlung in den City-Arkaden in Klagenfurt. Gregor und die Kinder waren im Auto sitzen geblieben, weil die Kleine schlief. Ich stieg aus und stapfte aufgeregt in Richtung Einkaufszentrum. Ob es das Buch auch wirklich zu kaufen gab? Ich konnte es mir nicht vorstellen, bevor ich es nicht mit eigenen Augen gesehen hatte. Immerhin war das Österreich, hier scherte man sich doch wahrscheinlich einen feuchten Kehricht um das Geschreibsel einer deutschen Krankenschwester. Ich setzte mir die Maske auf und lief unter den großen grünen Buchstaben ins Innere der Buchhandlung vor. Wo sollte ich suchen? Es gab einen Tisch mit Literatur aus Kärnten, einen Krimi-Tisch, Ratgeber und da – zwischen den Neuheiten –: ich.

»I'm a nurse«, eine Krankenschwester im blauen Kittel. Stethoskop um den Hals gehängt, die tätowierten Arme verschränkt. Sie schaut zu Boden und lächelt, ihr Nasenrücken ist von oben zu sehen, ihr Gesicht kaum zu erkennen. Ich wusste, dass ich es bin. Ich wusste, dass der Name, der in großen blauen Buchstaben oben rechts neben dem Kopf dieser Kran-

kenschwester steht, meiner ist, aber es wollte einfach nicht zu mir durchdringen. Eine Frau steuerte auf den Tisch zu und nahm das Buch in die Hand. Schaute sich den Titel an, drehte es auf den Rücken und blätterte es irgendwo in der Mitte auf. Was las sie da wohl? Von meinem Patienten mit Demenz und Fluchtinstinkt, der ans Bett fixiert werden musste? Von der Frau, die ich nicht rechtzeitig zur Toilette bringen konnte, weil ich einen anderen Patienten für eine Not-OP transportfertig machen musste? Es ist August. Wer will so was im Sommer lesen? Bestimmt würde sie es gleich zuklappen und wieder auf den Tisch legen. Sie las noch immer. Dann drehte sie es wieder auf den Rücken, um den Preis zu checken, und steuerte tatsächlich auf die Kasse zu. Ich stand wie angewurzelt da und war selten so froh darüber gewesen, eine Maske zu tragen, die mein halbes Gesicht verdeckte. Beim Verlassen des Ladens streifte der Blick der Frau meinen nackten Arm. Das Tattoo! Sie stutzte kurz, verschwand dann aber ins Einkaufszentrum.

Ich blieb noch eine Weile stehen und bewegte mich dann auf Umwegen zurück zum Tisch. Noch vier Bücher lagen auf dem Stapel. Ich nahm ein Exemplar in die Hand und schlug es in der Mitte auf, so wie es die Frau Minuten zuvor getan hatte. Seite 118. Ich beschreibe dort den Fall einer jungen Mutter in weit fortgeschrittenem Krebsstadium, die große Angst vor dem Sterben hat. Damals war ich zwanzig und hatte schon viele Menschen kurz vor ihrem Tod begleitet, aber diese junge Frau ging mir lange nicht aus dem Kopf.

Ihre beiden Kinder müssen inzwischen Teenager sein. Wie es denen wohl geht? Ob das kleinere Erinnerungen an seine Mutter hat? Konnte es ein Zufall sein, dass sie mir genau jetzt in der Buchhandlung wieder begegnet war?

Ich war jetzt so alt wie diese Patientin damals, hatte selbst zwei Kinder, so wie sie, als sie starb. Und während ihr Leben genau dann vorbei gewesen war, als es gerade richtig hätte anfangen sollen, hatte mir meines mit unerwartetem Tempo so vieles geschenkt, für das ich dankbar sein sollte. Hier stand ich im Thalia in Klagenfurt als frisch publizierte Buchautorin! Ich sollte stolz sein, froh, aufgeregt. Ich ließ das Buch sinken. Ich spürte nichts davon. Ich dachte an die zwanzigjährige Franzi zurück und fragte mich, ob sie glücklicher gewesen war als die Franzi heute.

Als ich zum Auto zurückkam, schaute mich Gregor erwartungsvoll an.

»Und …?«, fragte er neugierig.

»Und was?«

»Hast du dein Buch gesehen?«

»Ja, es lag da.«

»Hast du eins gekauft?«

»Warum soll ich eins kaufen, Gregor, wir haben zu Hause eine ganze Kiste Belegexemplare.«

»Irgendwie habe ich mir eine frischgebackene Buchautorin enthusiastisch und nicht pampig vorgestellt«, sagte mein Mann und legte genervt den ersten Gang ein.

»Ich mir auch«, murmelte ich leise und sah in die violett gefärbten Wolken am Kärntner Abendhimmel. »Ich mir auch.«

Ich zog mein Handy aus der Tasche und begann, wie automatisch die Glückwunschnachrichten mit Emojis zu beantworten: Konfettibombe, sprühende Champagnerflasche, zwei Hände, die ein Herz formen. Kleine Bildchen, die beschrieben, was ich fühlen wollte, was ich fühlten sollte. In Wahrheit spürte ich nichts davon.

Gregor fuhr uns zu einem Bauernhof mitten in den Alpen. Es gab dort keinen Fernseher, kein Funknetz und WLAN nur tagsüber. Es war die erste Nacht, die ich traumlos und ohne aufzuwachen, durchschlafen konnte. Morgens krähte der Hahn, der uns später beim Frühstück über die Füße trippelte, die Kätzchen lagen in der Sonne und erinnerten mich daran, wie schön das Nichtstun sein kann. Nach dieser intensiven Zeit der Arbeit, der dauernden Erreichbarkeit, kam es mir vor wie das erste Mal. Gregor und ich spielten Federball, während unsere Tochter die aufgeregt gurrenden Wachteln fütterte. In den letzten Minuten der WLAN-Phase sagte ich der Lanz-Redaktion ab. Warum hatte ich mich dazu überreden lassen, es überhaupt in Erwägung zu ziehen? Als ich abends zur Dämmerung im Bett lag und dem Pferdegetrappel und der Gitarrenmusik in der Ferne lauschte, merkte ich, wie mein Atem sich in mir ausbreitete. Von der Kopfspitze über den Bauch bis in die Zehenspitzen. Wann hatte ich zum letzten Mal so tief geatmet? An diesem Abend verpasste ich die Nachricht, dass mein Buch inzwischen an die Spitze der Sachbuch-Bestsellerliste geklettert war. Mein Telefon lag unten auf dem Küchentisch, draußen quietschten die Kinder vor Lachen. Ich wollte für immer in diesem wunderbaren Moment gefangen bleiben.

Zurück in Aschaffenburg zog mich Gregor in den ersten Buchladen und direkt zum Bestsellerregal. Da stand es, ganz oben, direkt unter der Nummer eins. Mein Mann schob mich vors Regal und hielt mir die Kamera vors Gesicht: »Lachen, Franzi!« Ich grinste, was man auf dem Bild unter der Maske nur erahnen kann, aber dieses Lächeln war echt. Ich war, wenn auch nur für einen kurzen Moment, sehr stolz und sehr glücklich.

Corona, Chance in der Not

Nicht nur mein Buch bekam viel Aufmerksamkeit. In Zeitungen, TV-Talkshows, Radiosendungen und auf Magazincovern – überall war die Pflege jetzt ein Thema! Jeder wollte plötzlich wissen, wie es hinter den Kulissen im Krankenhaus zuging. Wer die Menschen unter dem Kittel und hinter der OP-Maske sind. Journalisten kamen auf uns zu, wollten unsere Geschichte hören und unsere Gesichter zeigen, unsere Perspektive vermitteln. Endlich wurden wir gesehen, endlich wurde uns zugehört. Das hat sich wahnsinnig gut angefühlt. Da waren plötzlich Leute auf den Covern wichtiger Magazine oder Thema von Nachrichtenbeiträgen, mit denen wir uns identifizierten, Menschen in blauen oder grünen Kitteln mit erschöpften Gesichtern, aber mit Kampfgeist im Blick. Bewegte sich jetzt etwas?

Wenn es eine historische Chance gab, die Bedingungen der Pflege radikal zu ändern, dann war jetzt die Stunde gekommen. Wenn bisher nur wir Betroffenen – Pflegende, Patienten und Angehörige – auf den kritischen Zustand des Gesundheitssystems hingewiesen hatten, so hatte Corona die Angst näher rücken lassen.

Ich selbst zierte im Januar 2021 als Gesicht der Bundestagspetition »Pflege braucht Würde[13]« das Cover des *Stern*-Magazins. Hier hatten sich auf Initiative des *Sterns* Pflegekräfte,

Prominente und zahlreiche Organisationen zusammengeschlossen, um die Gunst der Stunde zu nutzen. Drei zentrale Verbesserungen forderten wir damals:

#

Mehr Zeit für Patient:innen: verlässliche Arbeitszeiten. Entlastung von Bürokratie. Personalschlüssel nach echtem Bedarf. Sofortiges Handeln bei Unterbesetzung.

Aufwertung des Berufsbildes: höhere Gehälter, Zulagen und Entlohnung von Weiterqualifizierung. Mehr Entscheidungsmöglichkeiten an Patient:innen. Bessere Karrierechancen.

Konsequente Abkehr von Profitdenken und ökonomischen Fehlanreizen durch eine Gesundheitsreform.

#

350 000 Menschen unterstützten die Petition und machten sie damit zur erfolgreichsten Onlinepetition der deutschen Geschichte. 50 000 Unterzeichner braucht eine Onlinepetition, um es zur Abstimmung in den Bundestag zu schaffen – unsere hatte sieben Mal so viele! Unsere Namen standen zwischen denen von Tobias Schlegl, Elke Heidenreich, Ulrich Wickert und Micky Beisenherz. Es fühlte sich an, als ob wir, die Pflegenden, das ganze Gesundheitssystem umkrempeln könnten. Wir engagierten uns gefühlt mehr für das Thema, als es die Politik tat, investierten, neben unseren fordernden Jobs, Zeit und Kraft, um gehört zu werden. Es stand viel auf dem Spiel: der Kollaps des Gesundheitssystems, unsere Menschlichkeit! Doch endlich wurde dieser Beruf, der so viel Anerken-

nung verdient, ins Blickfeld gerückt. Darüber hinaus standen im Herbst die Wahlen an. Zur Pflege und Gesundheit musste sich inmitten dieser Krise jeder ernst zu nehmende Kandidat äußern. Die Zeit für den großen Richtungswechsel war da.

Und dann passierte ... nichts. Das Bundesgesundheitsministerium sah keinen Handlungsbedarf. Anders ließen sich Jens Spahns Worte bereits bei der Anhörung im Petitionsausschuss im April 2021 nicht verstehen: »Wir sind mit dem vollen Wasserstrahl aufs Problem, und diejenigen in der Pflege haben das Gefühl, das sind bis jetzt nur Tropfen auf dem heißen Stein. Und das ist sozusagen das Problem von hier begonnen und da noch nicht überall angekommen, weil es eben tatsächlich innerhalb von wenigen Monaten und wahrscheinlich nicht mal innerhalb von zwei Jahren vollends zu lösen ist, was in zwanzig Jahren sich entwickelt hat. Aber wir sind dran, und da lege ich schon Wert drauf, nicht nur in Wort, sondern auch in Tat.«

Die Pflegereförmchen, die folgten, haben für mich und meine Kollegen auf den Stationen so gut wie gar nichts geändert. Ich war enttäuscht und fühlte mich wie vor den Kopf gestoßen. So viel Energie – einfach verpufft? So viel Zuspruch und Unterstützung – für gar nichts? Hatte ich versagt? Ein bisschen für Aufsehen gesorgt, die Gemüter erregt – und dann so was? Denn an dem, was wir erreichen wollten: eine Verbesserung auf der Station, am Bett, an der Arbeit mit dem Patienten – daran hatte sich überhaupt nichts geändert. Es war ein Gefühl von Machtlosigkeit. Ich strampelte mich ab, ich versuchte, mir immer was Neues einfallen zu lassen, und im Endeffekt, wenn wirklich etwas verändert werden sollte, verpuffte alles. Was brachte all die Aufmerksamkeit der Presse, wenn die Politik sich nichts traute? Vielleicht sollten wir es anders angehen, sagte ich dem *Stern*, als sie mich ein halbes Jahr nach unserer Aktion wieder interviewten: »Dienst nach Vorschrift machen, nicht mehr einspringen, das System einfach nicht mehr aus Eigeninitiative und Mehrarbeit am Leben halten. Vielleicht muss in der Talkshow mal jemand aufstehen und dem Gesundheitsminister ein Glas Wasser ins Gesicht schütten.«[14]

Das zweite Mal, dass ich dachte: Jetzt ändert sich wirklich was, das war, als Joko Winterscheidt und Klaas Heufer-Umlauf es wagten, zur Hauptsendezeit auf ProSieben bis spät in die Nacht die komplette Frühschicht einer Krankenpflegerin zu zeigen[15]. Meike Ista, die seit sieben Jahren im Knochenmark-Transplantationszentrum der Uniklinik Münster arbeitet, hatte sich zu diesem Zweck eine Kamera umgehängt und ließ ganz Deutschland an einer normalen Schicht teilhaben. Das war revolutionär. Die Bilder waren ganz anders als das bunte Treiben, das normalerweise um diese Sendezeit über den Bildschirm flackerte. Grauweiß gekachelte Räume, Regale aus gebürstetem Stahl, Kittel, Desinfektionsmittelspender. Dazu ein Ton, der in den langen Gängen der Klinik nachhallte. Die pragmatische Tristesse eines Krankenhausalltags eben. In das Video wurden die Stimmen anderer Pflegekräfte hineingeschnitten, die davon berichteten, was sie an ihrem Beruf liebten und welche Nöte sie sahen. Jemand erzählte von Kolleginnen, die 23 Tage am Stück ohne Pause arbeiteten, andere von Kollegen, die aussteigen, weil sie nicht mehr können. Als dritte Ebene wurde die Diskussion, die zeitgleich bei Twitter unter dem Hashtag #nichtselbstverständlich geführt wurde, eingeblendet.

Als ProSieben mit der Anfrage auf mich zukam, zehn Fragen zum Pflegenotstand per Video zu beantworten, sagte ich zuerst ab. Das Ganze war mir zu vage. In welchem Format es verwendet würde, konnte oder wollte man mir nicht sagen – geheim. Nein, da habe ich meine Prinzipien. Ich investiere meine Zeit nicht in Anfragen, hinter denen ich nicht stehe bzw. über die ich zu wenig weiß; dasselbe gilt für Werbekooperationen. Nach ein paar Tagen schrieb mich die Redakteurin erneut an und sagte, ihnen sei es wahnsinnig wichtig, dass ich dabei wäre. Als sie mir dann doch erzählte, was ProSieben bzw. Joko und Klaas vorhatten, zögerte ich nicht mehr. Aber wirklich vorstellen konnte ich mir das Ganze immer noch nicht. Sieben Stunden Klinikalltag aus Pflegerinnenperspektive? Und das würde Deutschland sehen wollen?

Ja, das wollte es. Zumindest meine Freundinnen Svenni, Annabell, Anka und Meike, die pünktlich um acht mit Chips und Coca-Cola in meinem Wohnzimmer auf der Couch saßen. »Schon crazy!«, lachte Annabell. »Da komme ich nach acht Stunden Schicht in der Klinik nach Hause, um mir dann noch eine im TV anzugucken?«

»Der Unterschied ist, jetzt sehen es alle!«, sagte Anka. »Und es ist nicht *Grey's Anatomy*, sondern die Realität.«

»Meint ihr echt, da schalten jetzt so viele ein?«, fragte ich skeptisch, als die Kamera mit Meike Ista durch das graue Treppenhaus der Klinik lief.

»Aber hallo! Das hier ist TV-Geschichte, Franzi!«, rief Meike.

Ich loggte mich auf meinem Computer bei Twitter ein und verfolgte parallel auf Instagram, wie Nachricht um Nachricht aufpoppte. Schon nach den ersten zehn Minuten Sendezeit glühte Twitter »Guckt ihr das auch?«, »Habt ihr das gesehen?«. Alexander Jorde, einer der Krankenpfleger, der in der Doku zu Wort kommt, twitterte den Gesundheitsminister direkt an: »Guten Abend @Jensspahn, empfangen Sie @ ProSieben?«

Der antwortete zwar nicht, dafür meldete sich der Vizekanzler und Kanzlerkandidat Olaf Scholz zu Wort: »Danke @jokoundklaas für diese Sendung! #nichtselbstverständlich Und – man kann es nicht oft genug sagen – Danke an alle Pflegerinnen & Pfleger! Ohne sie geht nichts. Antwort auf diese Erkenntnis ist nicht, Beifall zu klatschen. Respekt heißt: gute Löhne & Arbeitsbedingungen.« Ihr könnt euch vorstellen, welch Missmut sich unter diesem Tweet über Scholz ergoss. Aber immerhin, er äußerte sich! Jens Spahn nutzte die Pressekonferenz am folgenden Tag, um sich auf die Sendung zu beziehen: »Es ist gut, dass die Pflege jetzt in der Primetime läuft. Pflegerinnen und Pfleger verdienen unseren Respekt, unser Dankeschön, aber vor allem bessere Arbeitsbedingungen.«

»Wahnsinn, dass das ausgerechnet auf einem Privatsender läuft. Und das werbefrei!«, staunte Svenni.

»Lass doch mal gucken, was sie im Öffentlich-Rechtlichen bringen«, sagte Annabell und griff sich die Fernbedienung. »Da schau einer an. Rudi Cerne mit Aktenzeichen XY … ungelöst. Wie innovativ!«

»So viel zum Thema: ›Lassen wir doch alles, wie es schon immer war‹«, lachte ich. »Das haben meine Eltern schon geguckt, bevor ich auf der Welt war!« Warum war Deutschland bloß so bewegungsunwillig?

Während die Sendung lief, schickten Pflegekräfte im Dienst Selfies aus ihrer Nachtschicht, einige davon mit Tränen in den Augen. Über fünf Millionen Menschen schauten zu oder schalteten zumindest mal vorbei. Fast 50 000 Twitter-Beiträge kamen unter dem Hashtag #nichtselbstverständlich allein in den ersten 24 Stunden zusammen. Das, was wir hier sahen, war bahnbrechend!

Wir Freundinnen schauten uns an und dachten wahrscheinlich dasselbe: »Das ist es. Das kann keiner mehr ignorieren.«

Schampus und die große Ernüchterung

Es dauerte nur drei Wochen, bis man die Pflege vergessen hatte und sich wieder über Benzinpreise unterhielt. Es war hoffnungslos und wahrscheinlich menschlich. Der Pflegenotstand wurde uns unangenehm. Jeder hatte diesen Patienten gesehen – beatmet, in Bauchlage. Es berührte uns nicht mehr so wie noch vor wenigen Monaten. Die Pflege und diejenigen, die sie betrieben, waren erst wieder interessant, wenn man selbst dran war. Corona hatte uns eine Zeit lang in diese Lage versetzt, jeder schien ein potenzieller Patient zu sein. Doch irgendwann gewöhnte man sich an die Krise und ging zurück in den »Mir geht es ja noch gut«-Modus. Doch irgendwann wird es uns alle treffen, und dann wird jede und jeder unter den Umständen leiden, die sich nicht geändert haben. Von der Bundesregierung hatte ich mehr Weitsicht und Fürsorgepflicht erwartet, doch das war offensichtlich naiv gewesen.

Hätte ich mehr tun sollen? Hätten wir lauter schreien müssen, drastischer sein sollen? War ich zu ernst? Wollten die Leute zur Abwechslung mal etwas Lustiges? Wollten nicht länger in die abgekämpften, vorwurfsvollen Gesichter schauen? Es sah ganz danach aus. Die einzigen Profile, welche die Aufmerksamkeit halten konnten, waren die meiner Kolleginnen und Kollegen, die das Thema Pflege mit Witz und Ironie behandelten.

Es passierte gleichzeitig: auf der einen Seite immer mehr Anfragen für Lesungen, Vorträge, Interviews, Radiosendungen, TV-Clips und Kooperationen, auf der anderen Seite das sich einschleichende Gefühl, nichts erreichen zu können. Der schmerzende Gedanke, dass ich versagt hatte. Übers Ziel hinausgeschossen war. Ich war auf dem besten Weg, mein Selbstbewusstsein, das ich mir gegen alle Widerstände erarbeitet hatte, wieder zu verlieren.

»Du schaust immer nur auf die ganz großen Ziele, deine Erfolge erkennst du überhaupt nicht. Für die bist du blind«, sagte mir meine Freundin Anka. »Was du machst, ist so wichtig. Das kannst du unter jedem deiner Beiträge hundertfach lesen, und trotzdem scheint es für dich nicht zu zählen.«

Sie hatte ja recht. Ich hatte auf eine Revolution gehofft. Im August waren Gregor und ich auf dem Bürgerfest des Bundespräsidenten eingeladen, bei dem Frank-Walter Steinmeier sich bei den Menschen bedankte, die sich während der Coronapandemie besonders engagiert hatten: »Es wird Zeit, dass die Pflege mit mehr als Applaus bedacht wird«, sagte er in seiner Ansprache. »Es muss ein gesellschaftliches Umdenken stattfinden … sie sind nicht systemrelevant – sie sind für uns alle überlebenswichtig!« Während ich aufmerksam zuhörte, bohrten sich meine High Heels in den knatschgrünen akkurat geschnittenen Rasen des Schlossparks Bellevue. Er sah so schön aus, bot aber keinen Halt – so ähnlich wie die Worte des Bundespräsidenten. »*Ihr* seid jetzt mal dran«, dachte ich und hielt mich am Arm meines Mannes fest, um nicht zu versinken. In dem Moment wünschte ich mich in meine Klinik-Clogs, mit denen stand ich zumindest auf festem Boden.

Für Vox nahm ich kurze Zeit später einen Appell[16] auf, in dem ich darüber aufklärte, wie viel Pflegebedürftige es 2030 in Deutschland geben wird (3,4 Millionen) und wie viele Pfleger und Pflegerinnen es bis dahin weniger sein werden als heute (500 000). Die Versorgungslücke wächst und ist schon bald gigantisch. Angesichts dieser zwei Zahlen müssten sich bei jedem die Haare im Nacken aufstellen. »Nach eineinhalb Jahren Pandemie und maximaler Sichtbarkeit unserer Defizite in einem kranken Gesundheitssystem wird weiter geschwiegen und weggesehen. So geht es nicht weiter.« Mit diesen Worten beendete ich den Videobeitrag. Jemand kommentierte:

»Du sagst selber, dass ein Jahr mit maximaler Aufmerksamkeit nichts geändert hat, und dann ist dein nächster Schritt ein Video für noch mehr Aufmerksamkeit? Alle Pflegekräfte – inklusive der Leute, die für dieses Videos gern das Gesicht in die Kamera halten und dann Schotter mit den Follower-Zahlen machen – dürfen gerne endlich verstehen, dass nur Streiks eine Änderung bringen.«

Ich antwortete:

»Völlig falscher Ansatz. Wenn jeder Aktivist den Aktionismus sein lässt – good night. Streiken ist wichtig, klar. Sieht das Arbeitsgericht halt anders. Wo kommen wir bitte hin, wenn die Öffentlichkeit außen vor gelassen wird?«

Natürlich machte ich weiter. Weil ich einen riesengroßen Ehrgeiz hatte, weil ich immer noch und immer wieder hoffte, dass sich etwas änderte. Und weil dieser Kampf inzwischen ein großer Teil meines Lebensinhalts war.

Ein paar Wochen später stand ich in einem weißen Pünktchenkleid neben dem Krankenpfleger Alexander Jorde auf der Bühne im Kölner Tanzbrunnen. Man hatte uns beide gebeten, im Namen aller an der Doku #nichtselbstverständlich beteiligten Pflegekräfte den Deutschen Fernsehpreis entgegenzunehmen. Eigentlich hätte Meike Ista hier stehen müssen, aber die war im Urlaub. Und ein Urlaub ist in diesem Job wichtiger als jede Preisverleihung. Eigentlich hätten viel mehr von uns hier stehen müssen, aber darauf ließen die Veranstalter sich nicht ein. Die Nachricht, dass wir als Nominierte eingeladen waren, erreichte mich ein paar Wochen vorher. Seitdem war kein Tag vergangen, an dem ich nicht die Dankesrede, die ich vorbereitet hatte, mantraartig vor mich hin betete. Wahrscheinlich würde ich sie nicht mal aufsagen müssen, schließlich waren wir nur nominiert. Aber was, wenn doch? Dann würden mir Hinz und Kunz beim Sprechen zuschauen. Auf einer Bühne, auf der man sich nicht hinter einem Schreibtisch verstecken, irgendwo anlehnen, irgendwo festhalten konnte. Am Tag der Preisverleihung musste ich arbeiten. Meine Kolleginnen witzelten, während ich, sobald der Patient erfolgreich versorgt war und schlummerte, weiterflüsterte: »Wir möchten uns ganz herzlich bedanken …«

Annabell hatte Zeit, mitzukommen, und direkt nach Dienstschluss düsten wir auf der A3 in Richtung Köln. »Wie aufgeregt bist du, auf einer Skala von 1 bis …?«

»So gut wie gar nicht aufgeregt!«, log ich. Wenn ich jetzt zugab, wie sehr mir das Herz im Hals klopfte, würde ich gar nicht hingehen können. Die Leute denken, es flutsche alles, staunen, wie abgeklärt, ruhig und professionell ich bei öffentlichen Auftritten wirke, dabei scheiß ich mich ein, wenn ich vor Leuten reden muss. Am besten kann ich es, wenn es spontan kommt. Und auch da muss ich immer wieder ins kalte Wasser springen. Wenn das Adrenalin einkickt, ist es, als ob ich in eine Art Trancezustand verfalle. Ich bin so aufgeregt, dass ich in einen Überlebensmodus übergehe.

So war es auch an diesem Abend. Annabell und ich saßen zwischen lauter Menschen, die wir aus auf dem Fernsehen kannten. Markus Lanz, Motsi Mabuse, Jan Böhmermann, Nazan Eckes und Daniel Bröckerhoff, der mich im Jahr zuvor einmal für die ZDF-heute-Nachrichten interviewt hatte. Barbara Schöneberger führte so souverän durch den Abend, als hätte es nie eine Gala-Pause gegeben. Wie oft wechselte sie ihr Outfit? Mindestens dreimal. Es wirkte so, als müsse man all die verpassten Events in ein einziges packen. Irgendwann übergab sie Dr. Eckart von Hirschhausen das Mikrofon, der den Gewinner in unserer Kategorie ankündigen sollte. »Wenn wir das wirklich gewinnen sollten …«, flüsterte ich schnell Alexander neben mir zu, »dann richten sich die Kameras auf uns.«

»And the winner is …« Und da hatten wir den Scheinwerfer schon im Gesicht. Applaus, Umarmung. Einmal noch atmen, ganz tief einatmen. Kaltes Wasser, eiskaltes Wasser. Alexander und ich betraten die Bühne, ich war als Erste dran:

»Sehr geehrte Damen und Herren, liebe Zuschauer, liebe bald zu Pflegende. Wir möchten uns ganz herzlich bedanken, bei ProSieben, bei Joko und Klaas und auch im Namen aller mitwirkenden Kolleg:innen. Für die Plattform, die uns geboten wurde, und dass wir diesen Preis entgegennehmen dürfen. Aber wir möchten diesen Abend auch nutzen, um einen Appell an Sie zu richten.«

(Einatmen, ruhig sprechen. Ich fragte mich, was ich mit den Händen machen sollte. Was zum Teufel machten Moderatorinnen mit ihren Händen? Hängen lassen? Vor dem Bauch falten?) *»Pflegenotstand ist nichts, was diese Pandemie kreiert hat, sie hat ihn einfach nur schmerzhaft verdeutlicht. Unterversorgung, verheizt werden, demolierte Kollegen, verzweifelte Angehörige. Das gab es vor Covid, und das wird es auch in Zukunft geben.«*

Zurücktreten, Alexander ans Mikro lassen. Das war o. k., oder? Kein Fehler, oder? Alexander erinnerte an die Bundestagswahl, die genau zehn Tage später anstand, und appellierte daran, bei der Wahl die Pflege nicht zu vergessen. Das alles hörte ich, aber nicht so genau. In dem Moment konnte ich nur an meine Stiefel denken. Keine Frau hier trägt Cowboystiefeletten. Ebenso unpassend wie High Heels beim Gartenfest. Wieder war ich am falschen Ort, ich gehörte hier nicht hin. Das alles musste ein riesengroßes Missverständnis sein. Ich schaute ins Publikum, versuchte Annabell zu finden. Meine Freundin, meinen Anker, eine aus meinem Dorf.

Didi Hallervorden saß in der ersten Reihe, den hatte mein Papa lustig gefunden, und da drüben war Charly Hübner vom Polizeiruf 110. Neben mir bat Eckart von Hirschhausen das Publikum unmissverständlich um Standing Ovations, und bestimmt sechs Sekunden lang stand niemand auf. Keiner, außer dem Astrophysiker Harald Lesch, der als Einziger stand und klatschte.

Es war offensichtlich, dass das Thema Pflegenotstand auf dieser Veranstaltung den Effekt von einem Schluck Hustensaft im Champagnerglas hatte. Bitter, wahrscheinlich nötig, aber doch bitte nicht jetzt, wir sind doch gerade alle so gut drauf! Das waren ganz furchtbare sechs Sekunden. Mit etwas Ermunterung erhob sich das Publikum dann doch von seinen

Stühlen, johlte und klatschte, weil es daran erinnert wurde. Dank eines geschickten Schnitts sah es später im TV so aus, als sei das alles unmittelbar passiert. Die stillen sechs Sekunden hatten nur Alexander und ich mitbekommen. Doch die waren die Wahrheit.

Während wir auf der Afterparty standen, lief die Übertragung im Fernsehen. Gregor rief an: »Du hast das so gut gemacht, Franzi. Ich bin so verdammt stolz auf dich, so stolz!« Ich konnte an seiner Stimme hören, dass er es genauso meinte. Das war ein wunderschöner Moment. Gregor hatte so viel zurückstecken müssen, seitdem ich ständig unterwegs und beschäftigt war. Es tat gut, zu wissen, dass er merkte, wie ernst es mir war. Er hatte am nächsten Morgen Frühschicht, und ich musste die Kinder zur Schule und zum Kindergarten bringen, daher wollten Annabell und ich noch in derselben Nacht zurückfahren. »Nehmt euch ein Taxi, feiert euch ein bisschen!«, rief er ins Telefon, »so was passiert nur einmal im Leben!« Natürlich taten wir das nicht. Ich hielt mich tapfer an meinem einen Glas Sekt fest und beobachtete das Treiben. Wir kannten diese Menschen alle aus dem Fernsehen, die wiederum kannten sich von Events wie diesem, die seit zwei Jahren nicht mehr stattgefunden hatten. Die Branche war in Schmuselaune. Annabell und ich waren das wahre Publikum.

Irgendwann kam Daniel Bröckerhoff auf mich zu, mit dem ich seit unserem Interview damals immer mal wieder im Austausch stand. Das hier war das erste Livetreffen. In unseren Textnachrichten war ich schlagfertig und schnell, hier in dieser Umgebung war ich plötzlich zu nervös für ein spritziges Gespräch. Was ich damals noch nicht ahnen konnte, war, dass wir ein halbes Jahr später einen sehr persönlichen Podcast zusammen machen würden. An diesem Abend fühlte es sich eher so an, als sei das das letzte Aufeinandertreffen.

> »Die Branche kraulte sich gegenseitig die Eier, und Franzi stand da am Rande mit einem Glas in der Hand neben einer Freundin und wusste nicht so richtig, was sie da soll. Hatte aber eine tierisch gute Rede gehalten, das hat mich total beeindruckt. Wir kamen ins Gespräch, aber ich hatte die ganze Zeit das Gefühl, dass sie mich doof findet.«
>
> *Daniel, TV-Moderator*

Um kurz nach Mitternacht schleppten wir uns zum Auto, Annabell konnte nur noch »Was für ein Abend!« sagen, bevor sie schon auf der Autobahnauffahrt neben mir auf dem Beifahrersitz eingeschlafen war. Ich startete meine Lieblingsplaylist und steuerte mein Auto auf der verwaisten Überholspur, während Michael Hutchence' Stimme mich durch die Nacht trug:

So how do you feel? I'm lonely
What do you think? Can't think at all
What you gonna do? Gonna live my life
How do you feel? I'm lonely
What do you think? Can't think at all
What you gonna do? Gonna live my life

INXS, Need You Tonight

Das traf meine Stimmung ziemlich gut. Obwohl Annabell neben mir saß, fühlte ich mich irgendwie einsam. Um kurz vor drei Uhr setzte ich Annabell ab und legte mich, zu Hause angekommen, neben Gregor, der eine Stunde später schon wieder aufstehen musste. Als ich am Morgen meine Tochter in den Kindergarten brachte, starrte mich die Kindergärtnerin an, als sähe sie einen Geist – »Du warst doch eben noch im Fernsehen! Du warst doch gerade noch in Köln!« –, nahm mich in den Arm und gratulierte mir.

»Liebe bald zu Pflegende … der war gut«, sagte mir später jemand an der Tankstelle. Als sei das ein Witz gewesen! Ihr werdet euch noch wundern …

Ich habe zu der Zeit nicht alles zugesagt, aber rückblickend viel zu viel. Ich war ständig irgendwo zu sehen oder zu hören, bloß anwesend war ich immer weniger. Nicht für meine Freunde, nicht für meine Kinder, nicht für Gregor, nicht für mich. Entweder arbeitete ich in der Klinik, nahm Pressetermine wahr, saß auf Lesungen, drehte Werbevideos, plante Konferenzen, oder ich verkroch mich in meinem Handy. Wenn ich zu Hause war, war ich so erschöpft, dass ich kaum am Alltagsgeschehen teilnehmen konnte. Stattdessen wühlte ich mich abends immer tiefer in die Abgründe des Internets hinein. Mit der wachsenden Öffentlichkeit wuchs auch die Zahl der hässlichen Nachrichten, die mich erreichten. Sie waren drastisch und ekelhaft oder klein und gemein, nichts davon entging mir. Ich las sie immer wieder und wieder und überlegte mir, wer der Mensch war, der dahintersteckte. Warum waren die Reaktionen auf mich so extrem – entweder heiße Zustimmung oder tiefe Abscheu. Was an mir war so polarisierend?

Teil zwei

Ich bin am Boden

Die längste Nacht

»Heute Nacht« steht in der Nachricht, und wenn ich an den Rest denke, wird mir auch jetzt – mehr als zwei Jahre später – noch übel. In dieser Nacht im November 2021 konnte ich nicht wie sonst die Kinder ins Bett bringen, die letzten Arbeiten erledigen und mich irgendwann zu meinem Mann schlafen legen. In dieser Nacht blieb ich wach.

Als alles still geworden war, stand ich in der Küche, wischte zum dritten Mal die Arbeitsfläche ab und schaute dabei immer wieder aus dem Fenster, fragte mich, ob jemand in der Dunkelheit umherschlich. Unser Haus ist frei stehend, vor den Küchenfenstern und den bodentiefen Fenstern im Esszimmer hängt eine dünne, weiße Gardine, durch die ich nach draußen sehen kann. Durch die man aber auch mich in der Küche sieht. Vor allem, wenn es drinnen hell und draußen stockdunkel ist.

Vorsichtig zog ich aus dem schwarzen Messerblock das größte Messer heraus und setzte mich damit an den Küchentisch. Das »Schlachtermesser«, wie wir es aus Spaß nennen, weil es so unverhältnismäßig groß ist. Aber in dem Moment war mir nicht zum Lachen. »Hol dich heute Nacht Schlampe! Nachdem ich dich gefickt hab gibt's Kopfschuss.« Nicht besonders fantasievoll und von Interpunktion hatte der Gute noch nichts gehört, aber die Message kam an.

Noch vor einiger Zeit hätte ich bei solch einer Nachricht vielleicht nur kurz geschluckt, dann geschimpft und weitergemacht. Ich hätte eine letzte Instagram-Story hochgeladen, den kommenden Tag organisiert und wäre irgendwann ins Bett gegangen. An diesem Abend ging das nicht. Die Nachricht traf auf eine andere Franzi. Eine, die sich kaum mehr aus dem Haus traut, die panisch reagiert, wenn sie im Supermarkt zu lange angestarrt wird oder sieht, dass jemand zu langsam durch die Straße fährt. Ein paar Wochen zuvor hätte ich geglaubt, da sucht einfach jemand nach einer Adresse, jetzt dachte ich: Jemand sucht nach mir. Schon Kleinigkeiten machten mir Angst. Richtig Angst.

»Heute Nacht« war nicht die erste Morddrohung, es war auch nicht die perfideste Attacke, aber sie kam im richtigen Moment. Ich hatte mich auf meinem Instagramaccount zum Thema Covid-Impfung geäußert. Damals wurde über eine einrichtungsbezogene Impfpflicht diskutiert, die bedeutet hätte, dass alle Menschen in Gesundheitsberufen sich hätten impfen lassen müssen, während der Rest frei entscheiden kann. Das ergab für mich keinen Sinn. Dass sich die, um die wir uns kümmern, auf unserem Impfstatus ausruhen könnten. In meinem Post hatte ich gesagt: »Wenn es eine Pflicht geben sollte, dann eine für alle.« Was von denen, die es so lesen wollten, abgewandelt wurde in: »Franziska Böhler fordert Impfpflicht für alle«. Und ihr könnte euch vorstellen, was dann los war. Dass ich das so nie gesagt hatte, spielte überhaupt keine Rolle mehr.

»Heute Nacht« traf mich, nachdem eine Website aufgetaucht war, die dazu aufforderte, mir die Meinung zu sagen. Eine Gruppe um einen selbst ernannten Motivationscoach mit Social-Media-Reichweite, der mich als »Impfluenzerin« beschimpfte, terrorisierte meinen Arbeitsplatz, stand vor der Klinik, in der ich als Krankenschwester arbeitete, belästigte meinen Chef mit penetranten Anrufen. Mir wurde wortlos vor die Füße gespuckt, mein Auto war morgens zerkratzt, beim Einkaufen zischte mir jemand »Systemhure« zu, meine Kinder wurden in bösartigen Kommentaren erwähnt, und ich fand eines Tages zwei unserer fünf Meerschweinchen tot im Garten – mit Blaukorn vergiftet. Tagtäglich muss ich Hass von Menschen einstecken, die ich nicht kenne, gegen die ich mich nicht wehren kann. Die mich zu kennen glauben, die denken, es sei okay, mir eins auszuwischen, mir einen Warnschuss vor den Latz zu knallen, mich zu beleidigen oder mich mit ihren sexuellen und/oder Gewaltfantasien zu konfrontieren.

Wo ist es Fantasie, und wann wird ein Plan daraus? Wo schwappt der Hass aus dem Netz ins echte Leben über? Viel früher, als man denkt. Gar nicht mal in dem Sinne, dass mir jemand eine Faust ins Gesicht schlägt, sondern dass es mich im echten Leben beeinträchtigt, etwas mit mir macht. Mir die Luft abdreht, meine Ohren sausen lässt, mich in Panik versetzt. »Abstoßendes Naziweib«, »Massenmörderin«, »Pharma-Mäuschen«, »Narzisstische Tante«, »faschistische Fratze« – das prallt nicht einfach an mir ab. Und wenn es das täte, wer wäre ich dann?

»Hater haten« oder »Einfach ignorieren!« sind gut gemeinte Kommentare, wenn ich Menschen von dem erzähle, was (größtenteils) hinter den Kulissen meines Social-Media-Profils so abgeht. »Das sind doch nur so ein paar Verrückte!«, fand selbst mein Mann, der sich damals mit Social Media nicht gut auskannte. »Ist doch nix passiert.«

Doch, es ist was passiert. Ich habe schwer Schaden genommen. Ich habe mein Grundvertrauen verloren, mein Selbstbild wackelt, ich will mich zu bestimmten Themen nicht mehr öffentlich äußern.

Ich saß in dieser Nacht im November am Küchentisch und umklammerte ein großes Messer. Ich traute mich nicht einmal, Musik anzumachen, um besser hören zu können, wenn jemand ins Haus eindringt. Ich stellte mir vor, was ich machen würde, wenn er kommt. Ich habe mich gefragt, ob ich in der Lage wäre, das Messer zu benutzen, oder schnell genug, um die Polizei anzurufen. Inzwischen war es zwei Uhr nachts. Ich bin es von meinen Nachtschichten als Krankenschwester gewohnt, wach zu bleiben, aber das hier war etwas anderes. Als Krankenschwester kann ich etwas tun. Ich kenne die Handgriffe, die nötig sind, um eine brenzlige Situation zu entschärfen, ich weiß, wie ich helfen, lindern, trösten und retten kann. In dieser Nacht wurde mir bewusst, wie hilflos und ohnmächtig ich meiner eigenen Situation gegenüber war.

Es wurde vier Uhr, und meine Fantasie malte Bilder: Wie sieht er aus? Wie viel größer als ich ist er? Wie viel stärker? Es wurde fünf Uhr, der Griff meiner Hand begann sich zu lockern, die Lider zu zittern. Und es wurde sechs Uhr. Zeit, die Kinder zu wecken und für den Kindergarten und die Schule fertig zu machen. Zeit, zur Arbeit zu fahren. Zeit, weiterzumachen, wenn man schon längst nicht mehr weiß wie.

Die Hacktivistin

»Franzi glaubt in erster Linie immer an das Gute, will nahbar und authentisch sein. Damit macht sie sich angreifbar. Nachdem sie die Hassnachrichten bekommen hatte, hat sie mich kontaktiert, und ich habe versucht, einige der Leute zu identifizieren. Das hat in ein paar Fällen auch geklappt. Die Polizei kann in so einem Fall nur bürokratisch agieren, das heißt, die machen eine Anfrage beim Betreiber der Website oder des Social-Media-Dienstes, und wenn da keine Rückmeldung kommt, dann wird das Verfahren eingestellt. Das ist natürlich frustrierend. Ich rate allen, die solche Hassnachrichten bekommen, sich nicht einschüchtern zu lassen.«

Ornella, Hacktivistin

Auf die Nacht, die ich in der Küche verbrachte, folgte eine Zeit, in der ich mich wie betäubt und lethargisch fühlte. Ich schlief nicht, ich unternahm aber auch nichts. Ich überlegte, ob ich verrückt geworden war, ob ich überreagierte, ob dieser Hass, wie so viele mir weismachen wollten, einfach zu Social Media dazugehörte. Ob es mein Fehler war, dass ich ihn nicht ausblenden konnte. Als Krankenschwester bin ich es gewohnt, menschliche Reaktionen in Relation zu setzen. Brüllt mich jemand an, weil er oder sie gerade Angst davor hat, zu sterben, Angst davor hat, einen Angehörigen zu verlieren? Das ist passiert, und natürlich wusste ich, dass nicht ich gemeint war, sondern die Verzweiflung und Ohnmacht einen Angriffspunkt suchte. Und das war ich eben. Für diese Situationen war ich geschult worden. War das jetzt nicht ähnlich? War ich nicht wieder nur die Zielscheibe für eine Wut, die sich gegen etwas ganz anderes richtete? Sollte ich es nicht so persönlich, nicht so ernst nehmen?

Ich rief wieder und wieder die Website auf, auf der Videos meiner Stories festgehalten sind, von Texten umrahmt, in denen der impfkritische Autor mich auseinandernimmt. Der Beitrag endet mit diesem Aufruf: *»Vielleicht wollt ihr den beiden mal eure sachliche Meinung zu dem Ganzen zukommen lassen, denn schließlich scheint es so, als hätten die reichweitenstärksten »Pflegeimpfluenzer« noch nicht so ganz verstanden, wieso sich manche Menschen nicht impfen lassen können.«* Gefolgt von einem Hinweis darauf, wie man mich erreichen kann. Beim Pflegeaktivisten Marc Raschke, der ebenfalls erwähnt wird, ist sogar die Handynummer angegeben. Während der Beitrag selbst im Ton vorgibt, sachlich zu bleiben, zeigen die Leserkommentare darunter, wie er wirklich verstanden werden soll.

> »Diese narzisstische Tante reibt sich ständig die Augen, damit jeder sieht, wie hart sie gearbeitet hat, mindestens zwei Nächte ohne Schlaf.« Schreibt einer, der sich »Arzt« nennt.

> »Franziska Böhler ist ein gutes Beispiel dafür, wie sich deutsche Massenmörder als Opfer gerieren«, schreibt »Dr. Pedro Caputo«.

> »Nun ja, niemand hat je behauptet, der Faschismus habe nur ein Gesicht. Dank der modernen Technologie sind die Leut jedoch so

freundlich, ihre faschistische Fratze öffentlich zu zeigen«, haut jemand raus, der sich »Cyniker« nennt.

Immerhin »Matthias R« kritisiert die Hexenjagd: *»Warum arbeitet sich hier jemand daran ab, eine Person so zu zerlegen, wortwörtlich, in einzelne Filmchen zu sezieren? Das sagt mehr über den/die Schreiber als über die Person.«*

Wahrscheinlich war ich nur ein willkommener Platzhalter. Aber es änderte nichts daran, dass ich den Dreck abbekam. »In zwei Tagen schert sich da schon keiner mehr drum«, sagten andere, die es gut mit mir meinten. Und es stimmt, die meisten Social-Media-Dramen haben keine lange Halbwertzeit. Doch es gibt auch andere Beispiele. Der Politiker Walter Lübcke, der 2019 von einem Hater erschossen wurde. Dieses Attentat geschah, vier Jahre nachdem ein Ausschnitt einer Rede, in der er sich für die Aufnahme von Flüchtlingen aussprach, ohne Kontext im Internet verbreitet wurde. Vier Jahre lang hielt sich der Hass so lebendig, dass der hessische Rechtsextremist Stephan Ernst am 2. Juni 2019 zu Lübckes Haus fuhr und den CDU-Politiker mit einem Kopfschuss hinrichtete. Auch Lübcke hatte nur stellvertretend für die Politik gestanden, die Ernst verabscheute. Meistens verwässert sich die Wut und richtet sich auf das nächste Opfer. Manchmal aber führt sie dazu, dass ein Sohn seinen Vater leblos auf der Terrasse vorfinden muss.

Ich musste aufhören, mich unter der Bettdecke zu verstecken. Ich brauchte Hilfe. Und zwar keine guten Worte, sondern etwas Handfestes. Ich wollte die Absender der übelsten Hassnachrichten identifizieren, ich wollte wissen, wer dahintersteckt, und sie anzeigen. Wenn so etwas wie der Mord an

Lübcke passieren konnte, dann war meine Angst berechtigt. Und es ging nicht nur um mich: Ich musste die schützen, die mir am liebsten waren. Doch schon bei der Vorstellung, mit meinem Anliegen auf die Polizeiwache in Aschaffenburg zu gehen, rutschte mir das Herz in die Hose. Würden die anders reagieren als mein Umfeld? Konnten die etwas tun? Leider passierte nichts. Die Beamten prüften den Fall zwar und leiteten entsprechende Ermittlungen ein. In den meisten Fällen, wie auch bei mir, bringen diese aber nichts, wie Markus Kompa in *Die Zeit*[17] erklärt. Die Ermittlungen bei Äußerungsdelikten würden häufig eingestellt, so der Anwalt, es gebe schlicht nicht genug Personal und Ausstattung, um die Fälle effektiv zu bearbeiten. Auch mein Bekannter Ben, der als Polizist im Bereich Cyberkriminalität arbeitet, sah unter den gegebenen Bedingungen keine großen Erfolgschancen: »Uns sind da die Hände gebunden. Der Datenschutz macht es schwierig. Sobald im Ausland ermittelt werden soll, muss es über die Staatsanwaltschaft laufen, was bei Online-Straftaten oft der Fall ist. Das ist frustrierend, ich kann schon verstehen, dass man dann andere Wege geht.«

Ich erklärte meiner Medienanwältin das Problem und schickte ihr eine ganze Batterie an Screenshots. Sie legte sich ins Zeug, kam aber auch zu keinem befriedigenden Ergebnis. Was als strafbare Hassrede gelte und was unter freie Meinungsäußerung falle, sei Auslegungssache der Rechtsprechung. Bei der Website könne sie in den Aussagen keine direkte Hetze identifizieren. Der Server des Blogs sei in den USA beheimatet, was die Sache noch schwieriger mache. Auch jetzt ist die Seite noch online. Das perfide war: Hier wurde nur dazu aufgerufen, mir die Meinung zu sagen – der ganze Dreck war nicht auf dem Blog selbst sichtbar, sondern kam bei mir als Direktnachricht im Instagram-Postfach an oder als Anruf bei meinem Arbeitgeber. Die Profile der ganz Fiesen waren anonym und nicht zu identifizieren. Zumindest für mich nicht. Wenn ich Klarnamen und Anschrift eines Angreifers herausfinden würde, könnte meine Anwältin zumindest eine Abmahnung mit Unterlassungserklärung aufsetzen.

Eine gab es, die mir helfen konnte. Ornella Al-Lami ist IT-Expertin und Netzaktivistin. Im Hauptjob ist sie Cyber-Security-Spezialistin im Schwachstellenmanagement und schlüpft parallel in die Rolle der »Hacktivistin«, wie sie es selbst nennt, um unbezahlt unter ihrem Hackernamen »N3ll4« Opfern von Pädokriminalität und Rechtsextremismus zu helfen. Dabei scannt sie einschlägige Kanäle und identifiziert Täterprofile. Nella agiert dort, wo den Behörden bürokratische Grenzen gesetzt sind oder wo die Polizei schlicht noch nicht die nötige Erfahrung hat. »LKA und BKA sind klasse. Es gibt auch einige sehr fähige Kriminalbeamte. Aber: In den untersten Ebenen der Polizei muss sich viel tun. Insgesamt darf man das aber nicht so streng sehen. Die dürfen meine Methoden nicht anwenden«, erklärte Ornella Al-Lami in einem Interview *dem Stern*[18]. Anfangs veröffentlichte sie gefundene Namen und Daten auf ihrer eigenen Website, inzwischen gibt sie diese an die Polizei weiter, damit die Täter keine Möglichkeit haben, wichtiges Beweismaterial zu löschen.

Obwohl ich nicht ganz in ihr Klientenprofil passte, war sie sofort dazu bereit, mir zu helfen. Ein paar Monate zuvor hatte ein Mann einen Tankstellenmitarbeiter erschossen, der ihn auf die Maskenpflicht hingewiesen hatte. Nella weiß, wie Hass aussieht und wie man ihn bekämpfen kann.

Ornella Al-Lami erinnert äußerlich mehr an Megan Fox als an das Klischee des IT-Nerds. Das käme ihr zugute, sagt sie trocken, als ich sie darauf anspreche. »Ich werde von dieser Männerbranche oft nicht für voll genommen. Ich nutze das als Vorteil für mich.« Sie wirkte auf mich wie eine, die gar nichts erschüttern kann. Mir war es fast peinlich, sie mit meinem Fall zu beschäftigen, aber sie winkte nur ab. »Morddrohungen muss man immer ernst nehmen«, so ihre Überzeugung.

»Wirst du auch angegriffen, Nella? Wie schützt du dich?«, frage ich.

»Mir ist das egal. Ich kann verstehen, warum es anderen so nahegeht, aber ich nehme es zur Kenntnis und mache weiter. Die meisten schreiben so was und haben am nächsten Tag vergessen, was sie da gemacht haben. Was es nicht okay macht, aber es hilft, das nachzuvollziehen, um es für einen selbst zu entschärfen. Du kriegst den Hass zwar ab, aber für den Absender ging es darum, Frust abzuladen. Frust über ›das System‹, für das du in dem Moment stehst«, sagt die Hackerin.

Nella konnte mir in einigen konkreten Fällen tatsächlich helfen und einige der Absender identifizieren. Die Profile wurden gesperrt. Ein paar habe ich angeschrieben und konfrontiert, was in allen diesen Fällen dazu führte, dass sie sich einsichtig zeigten und sich entschuldigten. Wären die Menschen im Internet weniger gemein, wenn sie sich nicht hinter anonymen Profilen verstecken könnten?

»Viele wünschen sich eine Klarnamen-Pflicht, aber davon profitiert keiner. Ich finde Anonymität im Internet schon richtig«, sagt Nella. »Auch freie Meinungsäußerung finde ich wichtig. Aber ich würde mir wünschen, dass die Betreiber der Plattformen bei Missbrauch eher und härter reagieren.«

Mir ist sehr bewusst, dass die Art und Weise, wie ich mir helfen ließ, nicht für alle funktioniert oder der richtige Weg ist. Ich wollte schnelle Hilfe, hatte Angst, jahrelang warten zu müssen, bis jemand zur Rechenschaft gezogen werden würde. Es ist sehr wichtig, Angreifern im Netz ihre Grenzen aufzuzeigen und Gewalt nicht hinzunehmen. Diese Trennung zwischen »virtuellem« und »echtem« Leben, wie sie sich viele vorstellen, gibt es nicht. Einerseits, weil was online passiert, nicht dort bleiben muss (siehe Lübcke), und andererseits, weil unser Leben heute auf beiden Ebenen stattfindet. Eine digitale Verletzung verursacht echte Schmerzen.

Eine Anlaufstelle, die unkompliziert und kostenlos fachkundige Beratung und Hilfe bietet, ist HateAid. Der Verein setzt sich dafür ein, dass digitale Gewalt ernst genommen wird, da sie für die Betroffenen psychische und physische Folgen haben kann. HateAid dokumentiert, meldet und prüft digitale Gewalt, hilft dir bei der Anzeigenerstattung und wenn nötig bei der Prozesskostenfinanzierung. HateAid finanziert sich über Spenden und kämpft dafür, dass Betroffenen die rechtliche Verfolgung leichter gemacht und die Gesetzgebung an die Herausforderungen unserer Zeit und zum Schutz der Opfer angepasst wird. Die Geschäftsführerin Josephine Ballon findet[19], dass die aktuellen Bedingungen, unter denen sich Betroffene digitaler Gewalt juristisch zur Wehr setzen können, unzumutbar seien. »Gerichtsverfahren sind mit Kostenrisiken von mehreren Tausend Euro und Wartezeiten von bis zu einem Jahr verbunden – und das bei höchst unsicheren Erfolgsaussichten. Zugang zum Recht gibt es so nur für diejenigen, die viel Geld und einen langen Atem haben. Auf diese Weise verkommt der Rechtsstaat im Internet zur Worthülse.«

Wenn mir jemand sagt: »Dann geh doch einfach raus aus Social Media«, klingt das genauso, als würde man mir empfehlen, ich solle das Haus nicht mehr verlassen, weil mich jemand an der Bushaltestelle mit dem Messer bedroht hat. Wir können diese Lebensbereiche nicht trennen, sie gehören im heutigen Leben zusammen, die meisten jungen Menschen mussten das schon am eigenen Leib erfahren. Die Forsa-Umfrage[20] Hate Speech 2023 zur Wahrnehmung von Hassrede ergab, dass 76 % aller Befragten bereits Hassrede im Netz begegnet ist, vierzig Prozent der 14- bis 24-Jährigen waren selbst schon von Angriffen betroffen.

Einige Monate nachdem mir Nella geholfen hatte, sorgte einer ihrer Fälle für internationale Aufmerksamkeit. Eine österreichische Landärztin wurde massiv bedroht. »Alle fanden, dass mir geholfen werden sollte, alle fanden es furchtbar, aber getan hat halt niemand etwas«, so Lisa-Maria Kellermayr in dem Podcast »Inside Austria«[21]. Wer ihr wirklich half, war Nella, die innerhalb kürzester Zeit eine Spur in die rechtsextreme Szene in Deutschland fand und dort einen der mutmaßlichen Täter identifizieren konnte. Sie schickte ihre Informationen an den österreichischen Geheimdienst. Kellermayr hatte sich zu dieser Zeit in ihrer Praxis am Attersee verbarrikadiert, nach Hause oder raus zum Einkaufen traute sie sich kaum. Sie hatte viele Corona-Patienten betreut und auf Social Media von ihren Erfahrungen mit dem Virus berichtet. Ein Kommentar bei Twitter anlässlich einer Anti-Corona-Demo und die Reaktion der örtlichen Polizei darauf machten Kellermayr zur Zielscheibe von Beschimpfungen und grausamen Morddrohungen mit detaillierten Gewaltschilderungen. »Ich konnte gar nicht so schnell Screenshots ma chen, wie die Nachrichten reinkamen«, sagt sie im Podcast. Insbesondere E-Mails von einem »Claas«, die von einer verschlüsselten E-Mail-Adresse abgesendet wurden, machten ihr Angst. Sie erstattet Anzeige, kontaktiert Polizei und Politiker, engagiert einen privaten Sicherheitsdienst, schließt schließlich ihre Praxis. Nella ging per Open-Source-Recherche auf die Jagd nach »Claas« und konnte innerhalb von sechs Stunden den mutmaßlichen Verfasser identifizieren. Ihr Rechercheerfolg brachte viel Aufmerksamkeit mit sich und der österreichische Geheimdienst wurde aktiv. Trotz dieser Erfolge blieb offen, ob »Claas« jemals überführt werden kann. Kellermayr fürchtete um ihr Leben und letztlich nahm sie es sich in ihrer Verzweiflung selbst.

Ich bin in meinem Kopf immer wieder diese Zeitschiene durchgegangen. Von der ersten Drohung bis zur Entscheidung, sich das Leben zu nehmen. Und Kellermayr war keine Aktivistin, sie war nicht mal eine öffentliche Person, sondern einfach eine Hausärztin, die sich gegen Corona-Leugner gestellt hatte. Wenn die keinen anderen Ausweg sah, als sich umzubringen – was war da los in unserer Welt?

Das wahre Problem ist anonymer Hass, der jeden treffen kann, der oder die den Mund aufmacht. Es trifft nicht nur Medienprofis oder öffentliche Personen, sondern ganz normale Menschen, die nicht die Erfahrung und die Mittel haben, damit umzugehen.

Ich äußere mich inzwischen zu einigen Themen, von denen ich weiß, dass sie brenzlig sind, nicht mehr. Es fühlt sich so an, als ob die Angreifenden es auf gewisse Weise geschafft hätten, mich einzuschüchtern. Ich muss es aber tun, um mich selbst zu schützen.

Wie Männer hassen

Kurz nachdem auf besagtem Blog dazu aufgerufen worden war, mir die Meinung zu sagen, ging ich nach der Arbeit in der Stadt in den Supermarkt. Als ich die Einkaufstaschen auf dem Parkplatz in Richtung Auto schleppte, trat ein Mann resolut vor mich, korpulent, Mitte vierzig, schütteres Haar. Hatte ich ihn zugeparkt? Warum wirkte dieser Fremde so wütend? »Systemhure«, zischte er und spuckte mir vor die Füße. Ich sagte nichts, stand wie angewurzelt mit meinen Einkaufstaschen da und starrte auf den glänzenden Spuckehaufen. Da lag er, der Hass. Der Menge nach zu urteilen, musste er ihn richtiggehend im Mund angesammelt haben. Die Spucke hat mich nicht ins Gesicht getroffen, so wie es nur zwei Tage später der Fernsehmoderatorin Dunja Hayali passierte. Davon abgesehen war der Fall ganz ähnlich. Der Täter: ein männlicher Querdenker, das Opfer: eine Frau, die in der Öffentlichkeit steht und Impfungen befürwortet. Ort: Supermarkt. Ein Angriff im Privatleben der Frau.

> »Über Freiheit und Eigenverantwortung sprechen und dann einem geimpften Menschen, in diesem Falle mir, beim Einkaufen ins Gesicht spucken und mich als Impf-Nazi bezeichnen. Danke für nichts. Hab heute mal die Schnauze voll«, schrieb Hayali am 21. November 2021 auf Twitter[22].

Dunja Hayali hatte mich im Lockdown im Februar 2021 aus dem Nichts angeschrieben und mich gefragt, ob wir am nächsten Tag für ihren Facebook-Kanal ein Live-Interview machen könnten. »Beeindruckende Frau, die einen Arsch in der Hose hat und weiß, wovon sie spricht«, so stellte sie mich damals den Zuschauern vor. Wir redeten darüber, was sich in der Pflege ändern müsste, über die Situation in den Krankenhäusern und über eine damals bevorstehende Lockerung des Lockdowns. Natürlich auch über die Impfung. Wir sprachen auch über die Angriffe von Querdenkern, die mir seit meiner Corona-Berichterstattung die Direktnachrichten verhagelten. »Ich nenne sie ab und zu asoziale Medien«, sagte Hayali mir damals. »Auch wenn die sozialen Medien ein Geschenk sind. Wir hätten uns sonst nicht kennengelernt, uns hören hier gerade 3500 Menschen zu. Der Zugang zu Information, zu Bildung, Kommunikation, all das ist wunderbar. Aber der Hass, die Häme, die Verleumdungen, die Zerstörungswut und Zerstörungslust ist schlimm. Noch mal draufzutreten, wenn jemand unten liegt und sich schon entschuldigt hat, ist furchtbar. Menschen wie Sie sind der einzige Grund, weshalb ich noch über Hate Speech rede. Menschen, die anderen helfen, die nichts verbrochen haben und trotzdem ein Hakenkreuz an den Briefkasten geschmiert bekommen. Das ist der Grund, weshalb ich immer noch sage: Behandle jeden so, wie du auch selbst behandelt werden willst. Das kann doch nicht so schwierig sein!«

Es schmerzte mich, zu lesen, mit wie viel Hass sie selbst tagtäglich konfrontiert war, unter anderem auch, weil sie Menschen wie mir eine Plattform bot. Ich las, wie sie versuchte, dem Hass mit Humor und Ironie zu begegnen. Das beobachte ich bei Frauen oft, auch bei mir selbst. Anstatt wütend zu werden, werden wir witzig. Warum? Weil eine wütende Frau noch mehr Angriffsfläche bietet. Dann wird man wahlweise als hysterisch, als Zicke oder als Furie abgestempelt. Es ist zum Kotzen.

Männer schicken Gewalt- und Vergewaltigungsfantasien, oft brutal detailliert. Männer schicken ungebeten Penis-Fotos. Ich habe eine ganze Galerie krummer Nudeln. Darüber lache ich im Nachhinein, aber wenn so ein Ding reinkommt, ist das jedes Mal wie ein Tritt in die Magengrube. Ich kann die Uhr danach stellen. Immer wenn ich im Fernsehen zu sehen war oder mein Bild in einer Zeitung veröffentlich wurde, finden die Pimmel ihren Weg in mein Postfach. Natürlich von Fake-Accounts, die wahrscheinlich extra zu diesem Zweck angelegt wurden. Welche unsinnige Energie steckt dahinter? Seinen eigenen Dingdong zu fotografieren, sich mit falschen Informationen ein E-Mail-Konto anzulegen, mit dieser E-Mail wiederum einen Social-Media-Account zu eröffnen, um dann besagtes Foto einer Frau, die man nicht kennt, ins Postfach zu legen?

In sexistischen Gesellschaftsstrukturen werde Männern beigebracht, dass sie einen moralischen Anspruch auf weibliche Zuneigung hätten, so die britische Philosophin Kate Manne. In einem Interview mit dem *Spiegel*[23] begründet sie die Hassattacken Frauen gegenüber damit, dass es eine »grundlegende moralische Asymmetrie zwischen Männern und Frauen« gebe. Es herrsche die Erwartung, dass eine Frau emotionale Güter wie Liebe, Aufmerksamkeit, Zuneigung bereitstelle. Gleichzeitig würden Männer sich moralisch berechtigt fühlen, diese Dinge zu beanspruchen oder sie sich sogar einfach zu nehmen. Wenn diese Zuneigung nicht geliefert werde, meint der Mann, dass sie ihm moralisch zustehe. »Dann können Übergriffe der nächste Schritt sein. Indem er als Troll auf Twitter fremde Frauen belästigt, indem er ihm fremde Frauen auffordert ›doch mal zu lächeln‹, weil er selbst von ihnen emotionalen Zuspruch erwartet.«

Wie oft mir das schon passiert ist, dass mich ein fremder Mann auf der Straße, im Supermarkt oder in einer Bar, aber auch im Job zum Lächeln aufgefordert hat. Schon als Kind habe ich das erlebt. Bevor ich reflektieren konnte, was da eigentlich vor sich ging, wusste ich, dass es sich übergriffig anfühlte. Mich erinnert Mannes Theorie aber vor allem daran, wie misogyn geprägt das Bild der Krankenschwester immer noch ist. Entweder wird sie als die sich Aufopfernde, sich Kümmernde gesehen, oder sie ist eine Sexfantasie. Da machen leider auch die Frauen mit, aber dazu mehr im nächsten Kapitel. »Sexy Krankenschwester« ist eines der beliebtesten Faschings- oder Halloweenkostüme, und bei den erotischen Rollenspielfantasien steht sie ganz oben auf der Liste. Mal abgesehen davon, dass es immer wieder für lästige Kommentare sorgt, trägt diese Degradierung mit dazu bei, dass unserem Beruf nicht der Respekt entgegengebracht wird, den er verdient hätte.

Nicole Diekmann veröffentlichte 2021 das Buch *Shitstorm-Republik*, in dem die Journalistin die Hasswelle analysiert, die ein (ironisch gemeinter) Tweet auslöste. Detailreich beschreibt sie, wie Hass im Netz funktioniert und wie wenig dagegen getan wird. Sie erfahre jeden Tag in Auseinandersetzungen, »dass man als Frau noch mal anders herabgesetzt wird«, so Diekmann in einem Beitrag des Deutschlandfunks[24]. Die

Beschimpfungen reichten von »Tussi bis hin zu unaussprechlichen Wörtern«. Den Angreifern gehe es darum, die Frauen »mundtot zu machen«.

Anhand der Anfragen an HateAid zeichne sich deutlich ab, dass Frauen von Hassbotschaften, Beleidigungen und Drohungen im Internet stärker betroffen seien als Männer, bestätigt die Juristin und Geschäftsführerin Josephine Ballon dem Deutschlandfunk[25]. Es erschwere die Arbeit der Initiative, dass sie keine offiziellen Zahlen von den Strafverfolgungsbehörden zur Betroffenheit von Frauen habe, so die Juristin. »Es geht nahezu immer unter die Gürtellinie, und das erleben Männer in dieser Form nicht.«

Die Journalistin Susanne Kaiser erklärt das in ihrem Buch *Backlash* damit, dass »Männer als Männer ihre gesellschaftliche, wirtschaftliche politische und familiäre Bedeutung verloren haben. Und mit diesen exklusiven männlichen Rollen waren Privilegien verbunden, die Männer heute noch genießen, die aber mittlerweile eben der Grundlage entbehren. Deshalb fühlt sich der Wandel des Männlichkeitsideals an wie Kontrollverlust, denn Kontrolle geht verloren, wenn Männlichkeit nicht mehr an Kontrolle geknüpft sein soll.«[26]

Das würde erklären, warum einige Männer immer wieder versuchen, meine Intelligenz infrage zu stellen, eine weitere beliebte Angriffsmethode. *»Nichts gegen Frau Böhler, aber sie hat auch keinen akademischen Grad, also auch keinen Nachweis über wissenschaftliche Expertise …«*, tweetet ein Paul als Antwort auf eine Kampagne des Bundesgesundheitsministeriums, bei der ich mich dafür starkmachte, über die Covid-Impfung aufzuklären. Der User »Seine Eminenz« sagt dazu: *»Und ihr seid der Meinung, dass der normal denkende Mensch* *sich von solchen ›Experten‹ beeinflussen lässt? Ernsthaft?*« Marcello: *»34-jährige Selbstdarstellerin ... na dann*«. *»Soso, sagt eine Instagrammerin ...*«, schreibt Mister Niveau. »*Wenn diese 34-jährige Krankenpflegerin (ohne Medizinstudium) das erzählt, dann muss es wohl wahr sein*«, schrieb @maulhater. Die Namen, die diese Herren sich selbst gegeben haben, lassen tief blicken.

Obwohl ich für einen Berufsstand spreche, der überwiegend weiblich ist, passt es auch einigen männlichen Kollegen nicht, wenn eine Frau für sie spricht. Noch schlimmer: eine, die ganz passabel aussieht. Gutes Aussehen ist in vielen Köpfen immer noch ein Widerspruch zu Intelligenz und Meinungsstärke. Als ich von der Zeitschrift *Iconist* mit dem von Barbie-Hersteller Mattel gesponserten »Iconista Award 2021« als inspirierende Frau und Rolemodel ausgezeichnet wurde, war das für diese Gruppe die Steilvorlage für meinen bisher schönsten Spitznamen: »Pflegebarbie«. Ha!

Es kratzt mich nicht (mehr), dafür habe ich zu viele Männer in meinem Leben, die mich ernst nehmen, mich unterstützen, mich um Rat fragen oder sich mit mir auf eine inhaltliche Diskussion auf Augenhöhe einlassen. Nur in den Kommentarspalten und in meinem Social-Media-Postfach finde ich diese Exemplare leider selten.

Wie Frauen hassen

Die meisten meiner Follower sind Frauen, die meisten meiner Leser sind weiblich, die meisten meiner Kollegen ebenfalls. Viele von ihnen mögen mich, einige mögen mich nicht oder nicht mehr – damit komme ich gut klar. Ich arbeite unter Frauen, meine Mädels sind meine Wahlfamilie, sie unterstützen mich, fangen mich auf und halten mir, wenn nötig (oft!), den Spiegel vor. Ich habe in den letzten Jahren eine ganze Reihe starker, strahlender, solidarischer Frauen kennengelernt, die mir Vorbild und Stütze sind. In meiner Fantasie ist eine Welt nur mit Frauen die bessere Welt. Wären wir nur nicht immer wieder ungnädig und kleinlich zueinander. Würden wir nur nicht immer noch das abschätzige Frauenbild der Männer aufeinander anwenden.

Die meiste Missgunst und der meiste Neid schlagen mir von Frauen entgegen. Das fing an, als ich mit meinem Social-Media-Aktivismus die erste große Zahl an Followern gesammelt hatte. Mir wurde es selten direkt gesagt, aber das Erste, was ich auf jeder Party zu hören bekomme, ist, wie »die anderen« (Frauen) über mich reden. Und das nun seit vielen Jahren. Meine Person, mein Leben oder das, was ich davon zeige, beziehungsweise das, was man sich davon ableitet, scheint eine unerschöpfliche Quelle für bissige Kommentare zu bieten. Digital und analog. Ich übersetze hier einmal die gängigsten.

»Die will sich doch bloß hervortun« – Es gehört sich nicht als Frau, laut zu werden und die Öffentlichkeit zu suchen.

»Die hat doch gar keine Zeit mehr für ihre Kinder« – Es gehört sich nicht, als Mutter Karriere zu machen.

»Der arme Mann« – Es gehört sich nicht, dass der Vater gleichberechtigt an Haushaltsaufgaben und Kinderbetreuung beteiligt wird.

»Kann die sich nicht einen BH unterm T-Shirt anziehen?« – Es gehört sich nicht, sich als Frau so anzuziehen, wie man möchte.

»Die ist doch bloß erfolgreich, weil sie gut aussieht« – Eine attraktive Frauen kann nicht intelligent sein.

»Die ist doch nur noch am Rumjammern.« – Eine Frau, die über psychische Probleme spricht, hat sich nicht mehr unter Kontrolle.

Solche Bemerkungen treffen mich anders als der Hass der Männer. Es fühlt sich nicht nach Gewalt an, sondern wie Verrat. Verrat an der Idee, dass wir einander in unseren diversen Lebensentscheidungen, Lebensentwürfen, Körperformen, Ideen von Mutterschaft oder Kinderlosigkeit akzeptieren und unterstützen.

Was an der Oberfläche als moralische Überlegenheit erscheint, ist nichts anderes als verinnerlichter Frauenhass, mit dem wir uns einander ein Bein stellen. Es ist so bitter. Das

Patriarchat, in dem wir aufgewachsen sind, hat in unseren Köpfen Spuren hinterlassen, in den männlichen wie in den weiblichen. Oft kommt die internalisierte Misogynie so subtil daher, dass wir Frauen sie selbst gar nicht als solche erkennen. Beispiele? Wenn wir sagen, dass wir besser mit Männern zurechtkommen, weil Frauenfreundschaften so »dramatisch« seien. Bestimmt schon mal gehört oder sogar selbst gesagt. Wenn wir Frauen als »Schlampe« bezeichnen, weil sie wechselnde Sexualpartner haben, wenn wir Frauen keine Geheimnisse anvertrauen wollen, weil sie »nichts für sich behalten können«, wenn wir in Debatten männlichen Experten mehr Vertrauen schenken als weiblichen oder lieber für männliche Chefs arbeiten, weil die nicht so »emotional« sind. Na? Bei mindestens einem der Beispiele haben sich die Leserinnen unter euch bestimmt wiedererkannt – und ich mich auch. Ich versuche unvoreingenommen, solidarisch und bestärkend zu sein, und tappe selbst in diese Fallen.

Das liegt daran, dass die Geschlechterrollen, mit denen wir aufwachsen, vor abwertenden Frauenbildern nur so strotzen würden, schreibt Anna Rosenwasser in einem Beitrag für das Goethe Institut[27]. »Die oberflächliche Tussi, das dümmliche Püppchen, die hässliche Furie. Sind es hingegen positive Rollen, fehlt ihnen oftmals die Tiefe: Eine Prinzessin, die nur verschleppt, gerettet oder wach geküsst wird, bietet wenig Identifikationspotenzial.« Auch die Krankenschwester reiht sich da als wahlweise devot und fürsorglich oder verführerisch ein. Selbst in meiner geliebten Serie *Grey's Anatomy* spielt die Pflege kaum eine Rolle. Wenn Krankenschwestern vorkommen, dann höchstens als Affäre des Arztes. Noch schlimmer ist es bei *Dr. House*, einer Krankenhausserie, die nahezu ohne sprechendes Pflegepersonal auskommt. Populäre Arztserien haben einen Spitzenjob gemacht, wenn es darum geht, den Beruf des Arztes und der Ärztin als quasi götterhaft attraktiv darzustellen, und zugleich dafür gesorgt, den Job der Pflegenden – insbesondere der weiblichen – als belanglos abzubilden.

»Wenn wir alle in einer Welt aufwachsen, die Frauen meistens in herabwürdigender Weise darstellt, prägt das nicht nur das Frauenbild der Männer«, schreibt Rosenwasser. »Es prägt auch das Frauenbild der Frauen. Woher sollten Frauen ein positives, mehrdimensionales und bestärkendes Bild ihres Geschlechts haben, wenn ein riesiger Teil der gesellschaftlichen Narrative negativ, eindimensional und entmutigend sind?«

Mich verletzt der Hass von Frauen besonders, weil er mich immer wieder daran erinnert, wie weit wir von einer wirklich emanzipierten Welt entfernt sind. Einer, in der das Frauenbild so selbstverständlich positiv und bestärkend ist, dass wir Frauen gar nicht erst auf die Idee kämen, uns untereinander herabzuwürdigen.

Noch vor rund 65 Jahren mussten Frauen ihren Ehemann um Erlaubnis fragen, wenn sie arbeiten gehen wollten. Mit der Einschränkung, dass eine Frau in Westdeutschland nur dann berufstätig sein konnte, wenn das »mit ihren Pflichten in Ehe und Familie vereinbar« war. Dieses Gesetz wurde erst 1977 abgeschafft, es betraf also noch viele unserer Mütter.

Erst seit 1962 darf eine Frau (in Westdeutschland) ein eigenes Bankkonto eröffnen, erst seit 1996 gibt es ein Anrecht auf einen Kindergartenplatz. Erst seit 2002 ist Gewalt in der Partnerschaft ein Offizialdelikt[28]!

Wenn man sich diese Zeitleiste einmal vor Augen führt, versteht man besser, in welcher Gesellschaft unsere Großmütter und Mütter aufgewachsen sind und was uns alle heute noch prägt. Gesetze sind wichtig, doch bis sich echte Gleichberechtigung in unseren Köpfen – in denen der Männer, der Frauen und der Kinder – verankert, muss noch viel passieren. Wir haben uns an diese Strukturen so gewöhnt, dass sie vielen von uns immer noch Halt geben, obwohl und auch wenn sie überholt und schädlich sind. Mein Wunsch wäre, dass wir (auch ich!) sie identifizieren und ein für alle Mal in der patriarchischen Mottenkiste begraben könnten.

Auszeit

»Erst haben wir sehr viel zusammen gemacht, die Männer haben sich super verstanden, die Kinder haben geklickt. Alles war toll, bis dann Franzi irgendwann nicht mehr Franzi war.
Wenn ich bei ihr war, konnte ich sie sehen, aber sie war nicht da. Das war, als sie den ganzen Hass abbekommen hat. Permanent hinterm Telefon, immer in Alarmstellung. Jeder war ein potenzieller Eindringling, Feind. Ich hatte eh schon so wenig Zeit für meine Familie oder für mich, wenn ich mir dann die Stunden für ein Treffen nahm, erwartete ich, dass sie anwesend war. Mich wahrnahm. Sie nahm alles Unsichtbare wahr, aber nicht mich. Es war nicht mehr schön. Franzi hatte einen ausgewachsenen Verfolgungswahn. Sie hat keine Nacht mehr geschlafen und stand danach acht Stunden im OP.«

Annabell, Freundin

Obwohl ich mir immer eine gute Menschenkenntnis zugeschrieben habe, konnte ich nicht mehr einschätzen, wer mir wohlgesonnen war und wer nicht. Wem ich vertrauen konnte und wem nicht. Das warf mich zurück in meine Zeit als Teenager. Damals wurde ich von meinem zweiten Freund betrogen. Erst stellte er mich als paranoid dar, doch irgendwann bestätigte sich mein Misstrauen. Er hatte schon lange was mit einer anderen, viele wussten davon, und mir wollte er weismachen, dass ich die Verrückte sei. Für mich war das schlimmer als der eigentliche Betrug. Wenn ich verletzt werde, kann ich nicht verzeihen und bin nachtragender als ein Elefant. Seit ich in der Öffentlichkeit stehe, ist es noch schlimmer geworden. Jetzt, da – zumindest in meinem Kopf – überall Gefahr lauerte, fühlte ich dieselbe unerträgliche Anspannung wie damals. Wenn ich merkte, wie jemand mich auf der Straße anschaute, las ich Abscheu in seinem oder ihrem Blick. Oder war es Hass? Wollte dieser Mensch mir etwas Böses? Redeten die über mich?

Um mich zu beruhigen, trank ich zu viel. Die Gegend, in der ich wohne, ist für ihre Trinkkultur bekannt. Ein guter Wein zum Essen, ein »Schlappe Seppel« (lokales Bier) zum Feierabend, ein Sekt zum Anstoßen, ein Schnaps für die Verdauung – es gibt immer einen Grund, sich einen zu genehmigen. Ich liebe guten Sekt, ich genieße Rotwein zum Essen. Aber normalerweise in Maßen – am Wochenende, mit Freunden, zu speziellen Anlässen. Nicht um mich zu betäuben, nicht um den Schmerz zu lindern. Aber das war es, was ich jetzt fast täglich tat. Wenn ich zu viel trank, grub ich den alten Mist aus, las die gemeinen Nachrichten wieder und wieder und suchte nach neuen Hinweisen dafür, dass man mich hasste. Dass diejenigen, die mir positive Nachrichten schicken, die mich auf Lesungen anlächeln, auf Herzchen klicken, in Wirklichkeit eine kleine Gruppe seien, während diejenigen, die sich das Maul über mich zerreißen, die mir die Pest an den Hals wünschen und jedes Wort, das ich öffentlich sage, umdrehen, viel mehr sind. Was, wenn sie recht hatten?

Aus dem Spiegel sah mich eine kranke Frau an. Das Gesicht war aufgequollen, die Beauty Patches konnten die Augenringe nicht mehr verbergen, die Mundwinkel waren eingerissen, die Haut war blass und fleckig, die Haare stumpf. Normalerweise pflege ich mich gerne, gehe regelmäßig zur Kosmetikerin und zum Friseur. Normalerweise. Aber was war jetzt noch normal? Ich kämmte mich nur noch, wenn ich zur Arbeit ging oder mich für eine Kooperation oder ein Video-Interview kurzfristig »schön« machen musste. Raus aus dem Jogginganzug, in dem ich schon die letzten 24 Stunden verbracht hatte, Concealer auf die Augenringe, Mascara. Die Filter namens »Cloudy« oder »Subtle« waren damals meine besten Freunde. Und sobald das Video im Kasten war, wischte ich mir sofort alles wieder aus dem Gesicht.

Irgendwie habe ich es immer hingekriegt, meine Arbeit zu machen. Alle Kooperationen erfüllt, wenn auch ab und zu mit Verspätung. Dafür immer pünktlich in der Klinik aufgetaucht, keine Fehler gemacht, obwohl ich mich dabei fühlte, als würde ich aus meinem Körper treten und einer anderen bei ihrem Job zuschauen. Meine Freundinnen redeten auf mich ein, dass es verantwortungslos sei, weiter in der Klinik zu arbeiten. »Bis jetzt ist dir kein Fehler passiert, Franzi. Bis jetzt!« Sie sagten, es sei verantwortungslos meinen Patienten gegenüber, meinen Kollegen gegenüber, mir selbst gegenüber. Wenn mich Svenni oder Annabell damit konfrontierten, dass ich eine andere geworden sei, dass sie sich Sorgen um mich machten, habe ich widersprochen, es ignoriert und gesagt (und auch gedacht): Ich kriege das hin. Ich habe diese Warnungen nicht ernst genommen, und rückblickend war das denen gegenüber, die mich so gut kennen und beobachten, nicht fair. Ich habe mich selbst überschätzt. Ich schlief oft erst um vier Uhr morgens ein, manchmal gar nicht. Eine Magenschleimhautentzündung (Gastritis) reihte sich an die andere. War ich krank, oder war ich nur erschöpft? »Ein Burn-out entwickelt sich schleichend, kann verschiedene Symptome umfassen und sich individuell äußern«, sagt Nesibe Özdemir. »Häufig gehen unspezifische körperliche Symptome wie Kopfschmerzen, Magen-Darm-Probleme, Schlafstörungen und andere körperliche Beschwerden mit dem Burn-out einher, was viele zunächst nicht an eine psychische Erkrankung denken lässt. Zentrales Merkmal ist aber eine starke, anhaltende und überwältigende Müdigkeit, die nicht durch Ruhe oder Schlaf gelindert wird. Auch eine sich einstellende negative Sicht auf die Arbeit, die Kollegen und möglicherweise sogar gegenüber dem eigenen Leben sind typisch.«

> »Dass Franzi schlimm attackiert wurde, das habe ich natürlich mitbekommen. Auch dass sie mal schlecht geschlafen hat oder gesundheitlich nicht ganz fit war, habe ich bemerkt. Jeder im Team weiß, dass Franzi noch ein anderes Leben neben ihrem Job bei uns hat. Aber das hat nie die Arbeitsabläufe beeinträchtigt, da ist Franzi ein absoluter Profi. Ich hatte immer den Eindruck, dass ihr Job als Krankenschwester ihr guttut. Es ist eine Arbeit, die ihr Spaß macht und während der alles andere in den Hintergrund rückt.«
>
> *Rolf, Anästhesist*

Vor einigen Jahren kam ich zu Dr. Rolf Kirchner in die Klinik, weil ich das Familienleben und den Schichtdienst auf der Intensivstation nicht mehr miteinander vereinbaren konnte. Da Gregor auch Wochenenddienste schieben musste, hatten wir als Familie kaum Zeit füreinander. Die Anästhesie schien mir die beste Option, wenn ich weiterhin in meinem Beruf arbeiten wollte. Rolf kann mich in seiner Klinik für geplante, stationäre Operationen einsetzen, sodass das Wochenende und die Nächte für die Kinder frei bleiben. Drei Jahre lang war ich keinen einzigen Tag krankgemeldet –und dann passierte es doch. Obwohl ich Gregor, Svenni und Annabell gegenüber immer noch betonte, dass ich alles im Griff hätte, gab es Tage, an denen ich nur noch über der Kloschüssel hing, weil mir der Stress auf den Magen schlug, oder an denen ich, nachdem ich die Nacht am Küchentisch durchgemacht hatte, so zittrig war, dass ich mich krankmelden musste. Absolut untypisch für mich. Ich bemerkte, wie mein Chef seine Stirn immer öfter sorgenvoll in Falten legte, wenn er mit mir zusammenarbeitete. »Alles o. k. mit dir, Franzi?« So teilnahmslos und stumm kannte er mich nicht. Für Rolf kam es daher nicht überraschend, als ich ihn im Frühjahr 2022 um eine Auszeit bat. Er war einverstanden, betonte aber, wie wichtig es sei, dass ich zurückkäme. Für die Klinik, das Team, aber vor allem für mich selbst.

»Natürlich komme ich zurück, Rolf. I'm a nurse. Das ist es, was ich bin«, lachte ich, und er seufzte erleichtert.

Viele dachten damals, dass ich mit der Pflege Schluss machen würde. Dass das »Sabbatical« nur eine Ausrede sei, um klammheimlich in eine Art Vollzeit-Instagram-Luxusleben zu fliehen. Abgesehen davon, dass es das nicht gibt, war mir immer klar, was mein Beruf ist, auch in dieser Zeit, in der ich nicht mehr verantworten konnte, ihn weiter auszuführen. Ich musste gesund werden, um wieder Krankenschwester sein zu können. Ich musste genesen, um wieder heilen zu können.

Pares

Pares lief und lief, und ich schleppte mich hinter ihm her. Sein kurzes Fell leuchtete wie Bernstein, selbst an einem grauen Morgen wie diesem war er mein persönlicher Sonnenschein. Im November, als die Meerschweinchen hatten dran glauben müssen und ich jeden Schatten im Garten für einen Angreifer hielt, kam Gregor einmal nachts um eins zu mir in die Küche, schüttete das Glas Rotwein ins Spülbecken, packte mich an den Schultern und drehte meinen Kopf vom Fenster weg in seine Richtung.

»Das geht so nicht weiter, Franzi«, sagte er mit seiner warmen, beruhigenden Stimme, in die ich mich als Einundzwanzigjährige so schnell verliebt hatte. »Du schläfst nicht mehr, du trinkst zu viel, und du siehst Gespenster.« Ich schnappte nach ihm, aufgeladen wie ich war, versuchte, mich wegzudrehen.

»Du weißt nicht, wie sich das anfühlt, du siehst nicht, was ich sehe, und irgendwann passiert was, und dann ist es zu spät!«, zischte ich.

»Franzi, komm endlich ins Bett, hör mit diesem Wahnsinn auf.«

»Ich bin nicht wahnsinnig, ich bin scharfsinnig.«

»Wie soll man scharfsinnig sein, wenn man die ganze Nacht aufs Handy starrt und maximal drei Stunden schläft?«

»Und der Kratzer im Auto, und die Menschen, die hinter meinem Rücken reden, die heimlich Fotos von mir machen, die im Internet dazu aufrufen, mir die Meinung zu sagen? Die die Meerschweinchen vergiftet haben? Das soll alles eingebildet sein? Dass auch *du* mir in den Rücken fällst!«

Gregor legte seine Stirn an meine. »Ich will dich beschützen, Franzi. Vor allem, was passiert und passiert ist, aber auch vor dir selbst. Du bist gerade selbst dein größter Feind. Du machst dich kaputt.«

»Du weißt nicht, wie das ist …«, wiederholte ich und sackte zusammen wie ein aufgeschlitzter Reissack. Gregor hob mich hoch, ich legte meine Arme um seinen Hals und ließ mich wie ein schlafendes Kind ins Bett tragen.

»Du musst etwas ändern«, flüsterte er. »Für die Kinder, für dich … für mich.«

»Ja …«, weinte ich leise in seinen Nacken. Ich hatte fast vergessen, wie gut es tat, sich so fallen zu lassen.

In den letzten Monaten, nein, eigentlich waren es Jahre gewesen, hatten wir oft aneinander vorbeigelebt. Erst wegen der unterschiedlichen Schichtdienste und der Kinderbetreuung, dann irgendwann auch, weil Gregor meinen Aktivismus nicht verstehen konnte. Auch er sah, was im Gesundheitssystem schieflief, konnte aber nicht nachvollziehen, warum ich dafür so viel Zeit am Handy verbringen musste. Die Idee mit dem Buch fand er daher super. Aber dann diese ständigen Lesungen, die ganze Öffentlichkeit. Auch wenn ich merkte, dass er stolz auf mich war – jetzt, wo es mir so schlecht ging, wollte er das alles am liebsten ungeschehen machen. Wollte seine alte Franzi zurückhaben. Aber wer war überhaupt Gregors alte Franzi? Sah er mich denn noch? Wollte er überhaupt wissen, was mit mir gerade los war? Ich fühlte oft, wie sich ein undurchsichtiger Filter über sein Gesicht legte, wenn ich davon sprach, wie schlecht es mir ging, wie groß meine Angst war. Er wollte endlich die Frau zurückhaben, die funktionierte. Die für die Kinder, die für ihn da war. Und das meine ich gar nicht böse. Auch ich wollte diese Frau für ihn sein. Hatte aber im Moment nicht das Gefühl, dass ich sie jemals gewesen war.

»Such dir Hilfe, schaff dir einen Hund an, wenn du dich damit sicherer fühlst. Mach einfach ir-gend-was!«, murmelte er und atmete kurze Zeit später schon so regelmäßig und ruhig, wie nur gesund Schlafende es tun. Oh, wie ich ihn beneidete. Gregors Leben war mir schon immer so viel einfacher vorgekommen als meins. Einfach, weil ihm die Dinge so viel klarer und unkomplizierter erschienen. Weil er sich nie vor seinen Eltern hatte beweisen müssen. Weil er der Oberarzt ist, der der Gesellschaft nicht erzählen musste, wie relevant sein Beruf ist. Jeder respektiert ihn. Wenn er sich auf Instagram rumtrieb, dann für Heimwerkertipps. Wahrscheinlich tat ich ihm unrecht, immerhin musste er sich mit mir rumschlagen, so einfach konnte sein Leben doch nicht sein. Ich hörte seinem Atmen zu und versuchte, es nachzuahmen, um mich so in den Schlaf zu meditieren. Funktionierte nicht. Ich rollte auf die Seite, zog mein Handy an mich und loggte mich in die Überwachungskamera ein, die Gregor für mich im Garten installiert hatte. Diese Schwarz-Weiß-Ästhetik hat einen Horrorfilmcharakter, da musste nicht mal etwas passieren. Aber war es da hinter dem Busch nicht dunkler als sonst? Hockte da jemand? Da war doch einer! Ich rannte wieder hinunter in die Küche. Mehr als die Angst hatte mich jetzt die Wut gepackt. Warum ließ die Welt mich nicht schlafen? Warum musste ich wach bleiben, während in all diesen netten Häuschen um mich herum die Menschen selig schlummerten. Ich stieß die Tür zum Balkon auf und schrie aus vollem Hals in die Nacht. »Zeig dich, du Feigling. Ich habe keine Angst vor dir. Zeig dich doch oder … hau endlich ab!!«, dann lief ich wieder rein, schloss die Balkontür von innen zu und sackte zitternd auf dem Boden zusammen. Von wegen, keine Angst. Alles in mir war Angst. Wenn doch jemand bei mir wäre, wenn doch jemand mit mir wach bliebe.

Ein Hund! Das war doch Gregors Idee gewesen. Einer, der mich verteidigen kann, einer, der mich liebt, egal wie zerstört ich bin. Das war's. Ein Hund. Ich machte mich sofort an die Recherche, und vier Monate später holten wir den kleinen Pares von einer Züchterfamilie in Bremen ab. Ein Rhodesian Ridgeback, eine Hunderasse aus Simbabwe und Südafrika. Jagd- und Wachhund, sagte das Internet. Spitzbübisch, empfindlich, würdevoll, intelligent, loyal und durchsetzungsstark. So wie ich, oder? Als ich ihn das erste Mal sah, wirkte er allerdings eher aus, als müsste ich mich um ihn kümmern – musste ich natürlich auch. Weich, tapsig und so unglaublich süß.

Zwar ist Pares noch immer jung, aber inzwischen sind wir ein Team. Wenn ich zur Tür reinkomme, drückt er als Erstes zur Begrüßung seine Schnauze in meinen Körper. Jeden Morgen treibt er mich über die Felder. Mir fällt es wahnsinnig schwer, früh aufzustehen, aber ich merkte, wie mir die Morgen halfen. Wenn die Toilette in der Klinik mein Rückzugsort ist, dann ist es in meinem privaten Leben der frühe Morgen. Niemand ruft mich um sechs Uhr an, keiner schreibt eine E-Mail. Niemand erwartet, dass ich mich so früh am Tag zurückmelde.

In diesen ersten Tagen mit Pares fühlte es sich aber so an, als wäre all die Lebenslust, der nimmermüde Spieltrieb und die unbändige Neugierde, die ich von mir selbst kannte, auf ihn übertragen worden. Ich führte mein lebenshungriges Ich an der Leine vor mir her, dahinter trottete eine leere Hülle. »Kannst du mir nicht was abgeben?«, rief ich hinter ihm her. Er stockte kurz und dreht den Kopf, für den Fall, dass ich ihm gerade ein Leckerli angeboten hatte. Wir waren am Feldweg angekommen, ich machte seine Leine los und ließ ihn laufen.

Die Krise der anderen

»Ich hab sie irgendwann nur noch mit dem Handy vorm Gesicht gesehen. Ein Schlüsselmoment war, als ich ihr auf meinem Balkon einmal etwas sehr Persönliches erzählt habe, bei dem ich mir ihren Rat erhoffte. Anstatt mir zu antworten, sagte sie: ›Leg mal deinen Fuß dahin, ich will ein Boomerang-Video machen.‹ Das war nicht mehr meine Franzi, die meine Sorgen mit mir teilt und für mich da ist. Sie war in Gedanken nicht bei mir, sondern in diesem Handy. Sie dachte nur noch daran, was diese unsichtbare Masse von ihr denkt. Es kam sogar dazu, dass ich wichtige Lebensereignisse nicht mehr im direkten Gespräch, sondern gemeinsam mit allen anderen über Instagram erfuhr. Nachdem das Buch herausgekommen war, gab es noch mehr Termine, die sie auf keinen Fall absagen konnte, und das ging alles von der Zeit ab, die sie sonst mit ihrer Familie oder mit Freunden verbracht hätte. Wahrscheinlich habe ich sogar zu wenig gesagt. Ich wollte nicht die Freundin sein, die Ansprüche erhebt und an ihr rummeckert. Vielleicht hätte ich das mehr machen müssen. Ich habe sie dann einfach gelassen. Ich habe mich zwischendurch auch mal ein paar Wochen zurückziehen müssen. Nicht um sie zu strafen, sondern weil ich merkte, dass es an meine Substanz ging.«

Svenni, Freundin

Ich habe meinen Freundinnen viel abverlangt in den letzten Jahren. Ich habe sie vor den Kopf gestoßen. Ich hatte oft keine

Zeit mehr für die wichtigen, ungeplanten Dinge. Die Gespräche, die entstehen, wenn man zusammen im Sturzregen auf dem Parkplatz festsitzt oder spontan durch den Drogeriemarkt schlendert. Wenn es möglich war, habe ich sie zu Lesungen oder Veranstaltungen mitgenommen, aber für meine Freunde fühlte es sich oft so an, als baute ich sie nur noch in meinen Terminkalender ein. Selbst wenn ich sie zum Essen zu uns eingeladen, mir Zeit genommen und sie bekocht habe – etwas stand zwischen uns. Mein Stress, unausgesprochene und ausgesprochene Vorwürfe, das Gefühl, dass ich an ihrem Leben nicht mehr teilnahm, dass sie nur noch Staffage waren. Dass ich nicht mehr »ihre« Franzi war. Ich fand das unfair. Wenn sie mich kritisierten, habe ich direkt zum Gegenangriff ausgeholt, anstatt ihnen zuzuhören. Ich habe mich sofort in die Enge getrieben gefühlt. Mir war alles, einfach alles zu viel. Wer ausgebrannt ist, kann keine gute Freundin sein. Mein Tag begann im Dämmerzustand und endete mit Alarmglocken. Wichtiges, das um mich herum passierte, bekam ich oft zu spät mit. Ich war nicht die Einzige, der es nicht gut ging. Svenni hatte damals vor ein paar Monaten die Intensivstation verlassen. Unser gemeinsames Zuhause, den Ort, der uns zusammengebracht und miteinander verbunden hatte. Nicht erhobenen Hauptes, sondern auf Knien. Svenni, die kompetenteste, beste Intensivkrankenschwester, die ich kenne. Zwar rief sie mich an, als sie hingeschmissen hatte, und wir redeten, aber richtig für sie da sein, so wie sie es verdient hätte, das konnte ich nicht.

»Ich habe erst sehr spät gemerkt, dass ich nicht mehr so weitermachen konnte wie bisher. Ich mache keine halben Sachen, sondern gebe immer 200 Prozent. So habe ich es schon immer gemacht, und damit bin ich als Tochter einer Krankenschwester und eines Unfallchirurgen auch groß geworden. Es passierte nicht mit einem Mal, es war ein fließender Übergang. Mein Team, unser Team, das war meine Familie. Mit denen habe ich mehr Zeit verbracht als mit sonst jemandem. Vor allem in der intensiven Corona-Phase. Da habe ich niemand anderen mehr gesehen. Und niemand, der nicht in dieser Welt gelebt und gearbeitet hat, versteht einen – da können sie noch so fleißig auf den Balkonen klatschen.

Das Team ist nach und nach auseinandergebröckelt. Einige sind ganz gegangen, andere haben die Station gewechselt. Diese Unruhe führte dazu, dass sich insgesamt Unsicherheit breitmachte. Wir waren nicht mehr die eingeschworene Bande, die zusammen alles schafft, egal wie widrig die Umstände sind. Kippt ein Glied um, oder macht jemand nicht mehr mit, führt das dazu, dass auch die anderen anfangen, das klapprige System dahinter zu erkennen und infrage zu stellen. In der Pandemie krachte für mich dann alles zusammen, insbesondere, als nach der anfänglichen Aufmerksamkeit klar wurde, welchen Stellenwert wir für die Politik und für die Gesellschaft wirklich haben.

Ich wusste in dieser Zeit nie, was mich erwartet, wenn ich auf die Station kam. Bestimmt ein halbes Jahr lang habe ich jeden Abend nach dem Spätdienst weinend zu Hause auf meinem Bett gesessen. Habe einfach nur die Tränen an meinem Gesicht herunterlaufen lassen und darauf gewartet, dass ich irgendwann einschlafen konnte. Ich hatte Angst vor dem nächsten Tag, weil ich nicht wusste, wie viele Patienten ich betreuen würde, wie viele davon schwer krank sein würden und wie ich das alles bewältigen würde. Ich habe ein halbes Jahr lang nicht verstanden, dass mir mein Körper mit den Tränen, der Angst und den tiefen Erschöpfungszuständen etwas sagen wollte. Dass das nicht normal ist! Es kam für mich gar nicht infrage, eine Pause zu machen oder einen Tag mal nicht hinzuge-

hen. Ich wurde schließlich gebraucht. Dass ich jeden Abend weinen musste, habe ich mir damit erklärt, dass ich ein emotionaler, sensibler Mensch bin. Dann gehört das einfach dazu, oder?
Irgendwann musste ich immer wieder beobachten, dass alte Menschen übertherapiert wurden, nicht mehr sterben durften und der Patientenwille in diesem profitorientierten System nicht den Raum hatte, den er verdiente. Dass es so weit gekommen war, hat mich auf moralischer Ebene fertiggemacht. Das waren Entscheidungen, die ich nicht mittragen wollte. Ich hatte das Gefühl, meine Patientinnen und Patienten beschützen zu müssen, und ich wollte meine Schüler, meine frisch examinierten Kolleginnen vor diesem System schützen. Kollegen, die ganz neu auf der Station waren, haben schwerstkranke Patienten betreut, das war auf allen Ebenen gefährlich. Für die Patientinnen wie auch für die Pflegenden. Wenn ich arbeitete, hatte ich sehr oft die Schichtleitung, ich war dann hauptverantwortlich zuständig für den Stationsablauf. Manchmal zehn Tage hintereinander. In gewisser Weise war mir das recht, denn dann wusste ich, dass es läuft. Aber die Verantwortung und der Druck haben mich zum Schluss nur noch zerrissen.
Ab da fing es an zu kippen. Ich bin nur noch zur Arbeit, habe nicht mehr gelacht, ich hatte keinen Kopf mehr für Witze oder ein privates Gespräch, ich habe mit Tunnelblick meine Arbeit gemacht, und das nicht mal mehr gut. Ich konnte meinen Patientinnen und Patienten nichts mehr geben. Ich war nur noch eine leere Hülle. Irgendwann musste ich einsehen, dass ich etwas an mir und meiner Einstellung ändern musste, denn im System würde ich nichts Bedeutendes bewegen können.
Dann wurde eine sehr gute Freundin krank. Eine Kollegin von uns, selbst Krankenschwester. Sie hatte erst einmal nur sehr starke Rückenschmerzen. Irgendwann aber so schlimm, dass sie stationär

bei uns im Krankenhaus lag. Dann wurde klar, dass sie an einem Burn-out litt, das für neurologische Ausfallsymptome gesorgt hatte. Kribbeln in den Händen, starke Schmerzen.

Diese Erfahrung hat bei mir einen Schalter umgelegt, in dem Moment habe ich verstanden, dass auch ich krank bin. Dass das nächtliche Weinen nicht ›dazugehörte‹, dass ich aufpassen musste, dass ich nicht bald selbst hier lag, anstatt über den Flur zu huschen. Ich habe mich krankschreiben lassen und war fünf Wochen zu Hause.

In dem Moment, als dem ich aus dem Hamsterrad rausgeklettert war, passierte etwas. Ich war in der Lage, das Ganze von außen zu betrachten. Dann erst wurde mir klar, was ich in den letzten vier Jahren mit mir gemacht hatte. Dass das, was ich als meinen Schutzraum empfunden hatte, das, was mein Ein und Alles war, mich krank gemacht hatte. Es war nicht mehr mein Zuhause. Aber diese Intensivstation war die letzten fünfzehn Jahre mein Lebensinhalt gewesen. Die einzige Konstante in meinem Leben. Was sollte ich jetzt machen? Wer war ich denn überhaupt, wenn ich nicht mehr die Svenja von der ATIS (Anästhesiologischen Intensivstation) war? Ich hatte mich dieser Station verschrieben, und jedem war klar: Wenn das Schiff sinkt, ist Svenja die letzte Ratte, die von Bord geht. Aber diese Station, für die ich mich in den letzten Jahren so aufgeopfert hatte, die gab es einfach nicht mehr. Diese Erkenntnis hat mich in eine komplette Identitätskrise geworfen. Ich fragte mich: Was jetzt? In ein anderes Krankenhaus gehen? Die stehen doch alle gleich beschissen da. Das hatten wir doch alle in Franzis Buch gelesen. Warum hatte ich mir eingebildet, dass ausgerechnet ich mich da irgendwie durchwurschteln und heil bleiben könnte? Intensivschwester bleiben könnte?

Ich musste etwas anderes finden. Ich wusste, dass ich in der Pflege bleiben wollte, dass ich selbstständig arbeiten will. Und ich will denken, bei dem, was ich tue. Ein Schlüsselmoment hat mich zu dem

Beruf geführt, den ich jetzt ausübe. Damals sollte ich eine Patientin reanimieren, die laut ihrer Patientenverfügung nicht reanimiert werden wollte. Das hatte sie klar und eindeutig formuliert, meinem Oberarzt waren aber in der Situation die Hände gebunden, er wollte, dass ich sie trotzdem reanimierte. Da habe ich gesagt: ›Das mache ich nicht. Ich verlasse die Station.‹ Und das tat ich. Ich habe in dieser Nacht die Station verlassen. Ich weiß, dass die Patientin noch weiter wiederbelebt wurde, letztendlich aber verstarb. Als ich mich bei einem Kollegen ausheulte, fragte der, ob die Palliativmedizin nicht etwas für mich wäre. Seine Frau würde ambulant palliativ arbeiten, und dort würden Kollegen gesucht. Ich habe zwei Tage hospitiert und wusste dann: Das ist genau das, wonach ich mich gesehnt habe. Hier hatte ich, was mir zuletzt am meisten gefehlt hat in meinem Job: Zeit. Zeit für die Patienten, Zeit zum Zuhören, was in diesem Beruf so wichtig ist, weil du beim Zuhören eigentlich alle Informationen bekommst, die du brauchst. Mich überzeugte die Haltung dem Menschen und seiner Autonomie gegenüber. Die enge Zusammenarbeit mit den Familien, das Arbeiten auf Augenhöhe mit den ärztlichen Kolleginnen und Kollegen und die Tatsache, dass ich hier selbstständig Entscheidungen treffen muss und kann. Kein Tag ist wie der andere. Es ist eine individuelle Therapie. Am letzten Tag meiner Hospitation habe ich gekündigt. Es ist traurig, denn die Intensivpflege war ein Beruf, den ich einmal sehr gern gemacht habe. Mit dem ich mich identifiziert habe. Am Ende rettet jeder die eigene Haut. Bedingungen, die es einem ermöglichen würden, langfristig in der Intensivpflege zu arbeiten, gibt es noch immer nicht.«

Svenni, Freundin

Auch Annabell ging es damals nicht gut. Der Spagat zwischen Beruf und Familienleben war zu groß geworden, sie hatte das

Gefühl, als Ärztin wie auch als Mutter nicht auszureichen. Arbeitete sich kaputt, während sie sich nachts zur Kardiologin weiterbildete, bis es irgendwann nicht mehr ging. Wegen einer Erschöpfungsdepression musste sie, die alles wuppt, sich schließlich krankschreiben lassen.

Annabell und Svenni sind keine Ausnahmen. Die Krankmeldungen von Angestellten in Gesundheitsberufen haben insbesondere in den letzten Jahren drastisch zugenommen. Eine Studie[29] der Berufsgenossenschaft für Gesundheitsdienst und Wohlfahrtspflege ergab, dass jeder zweite Arzt unter 35 Burnout-Symptome erlebt hat. Die jüngsten Daten[30] der Techniker Krankenkasse zeigen, dass Krankschreibungen bei Pflegekräften im Vergleich zu 2021 um vierzig Prozent zugenommen haben. Die häufigsten Diagnosen: psychische Erkrankungen, Atemwegsinfekte und Rückenleiden. Mit durchschnittlich fast dreißig Fehltagen lagen die Pflegekräfte 2022 damit rund 57 Prozent über dem Durchschnitt aller Beschäftigten.

> »Unsere Freundschaft hat gelitten. Aber ich bin drangeblieben, weil ich denke, Franzi wirklich zu kennen, ohne die ganze Fassade. Sie ist ein guter Mensch, der für die Menschen, an denen ihr was liegt, sein letztes Hemd geben würde. Sie hatte aber ein bisschen den Bezug zur Realität verloren. Sie hatte zum Beispiel fünfzehn Termine an einem Tag und konnte dir nicht sagen, was am nächsten Tag los ist. So was kann ich nicht nachvollziehen. Auf unseren langen Spaziergängen haben wir uns neu kennengelernt. Wir sind frühmorgens fünfzehn oder sogar siebzehn Kilometer gelaufen. Da war kein Make-up, da war keine Show, das war die pure, echte Franzi. Ich bin damals selbst durch eine depressive Phase gegangen und war krankgeschrieben, wir haben uns einander gegenüber geöffnet,

haben geheult, weil wir uns Geschichten von früher erzählt haben. Wo wir herkommen, warum wir so sind, wie wir sind. Im Wald, an der frischen Luft gab es kein Verstellen oder Verstecken mehr, wir hatten da plötzlich ganz andere Gespräche als zu Hause. Das war eine sehr innige und ernsthafte Phase unserer Freundschaft. Als für mich der Punkt erreicht war, dass ich nicht mehr konnte, habe ich mich krankschreiben lassen und eine Gesprächstherapie begonnen, in der ich vieles aufgearbeitet habe. Ich habe sehr darunter gelitten, nicht ›perfekt‹ sein zu können. Diesen Anspruch habe ich an mich in jeder Situation. Ich möchte die perfekte Ehefrau, die perfekte Mutter, die perfekte Ärztin, die perfekte Gastgeberin sein. So bin ich aufgewachsen. Wenn meine Mutter Gäste erwartet, ist die Bude blitzeblank. Was sie anfasst, macht sie tausendprozentig. Das wollte ich auch, musste aber irgendwann feststellen, dass mich dieser Perfektionismus zerreibt und ich nicht in all den Rollen, die ich in meinem Leben einnehme und die mir allesamt wichtig sind, diesem irrsinnig hohen Maßstab entsprechen kann. Es ist zu viel. Es macht mich kaputt. Ich habe mithilfe der Therapie viel davon ablegen können. Ich habe damals auch beschlossen, meinen Beruf von der Urologie hin zur Allgemein- und Inneren Medizin zu ändern, um mich irgendwann selbstständig machen und besser planen zu können. Der Facharztwechsel musste sein, weil ich als gute Urologin operieren muss und will, Präsenz zeigen und am Ball bleiben gehört dazu. Eine gute Operateurin ist man nur, wenn man es immer und immer wieder macht. So was lässt sich nicht mit dem Familienleben vereinbaren. Zumindest nicht mit dem, das ich mir wünsche. Schon während meiner Vollzeitstelle als Urologin mit zwei Kindern habe ich mich zur Kardiologin weitergebildet. Das war unfassbar anstrengend. Jedes Wochenende, jede Nacht, wenn die Kinder schliefen, habe ich gebüffelt, auch diese Prüfung wollte ich natürlich mit Best-

note abschließen. Eines Tages kam mein achtjähriger Sohn mit einer Drei in Mathe aus der Schule zurück und war am Boden zerstört. Er muss schon in der Schule so verzweifelt darüber gewesen sein, dass sich die Lehrerin bei mir meldete. Das war so ein Moment, in dem ich wusste, dass ich was falsch gemacht haben muss. Der Druck, den ich selbst auf mich ausübte, übertrug sich schon auf meine Kleinen. Meine Kinder auf einen guten Weg zu bringen, ist mir inzwischen wichtiger, als in meinem Beruf erfolgreich zu sein.
So banal es klingt, die Waldspaziergänge haben mir geholfen. Unter Bäumen zu sein, ihre Rinde anzufassen und sich bewusst zu werden, dass dieser Baum schon Jahrhunderte hier steht, war heilsam. Wachstum braucht Zeit, Geduld und beginnt in der Tiefe. Erst wenn das Fundament stark genug ist, wächst der Baum in die Höhe und in die Breite. Der Baum wandelt sich mit den Jahreszeiten, die Blätter fallen, er wirft seine Rinde ab. Aber auch inmitten des Wandels bleibt er in seiner Kernidentität tief verwurzelt. Mir wurde mitten im Wald klar, dass auch ich eine Wurzel haben möchte, und daran arbeite ich.«

Annabell, Freundin

Schlafpsychose: Bin ich tot?

»Stell dir vor, du wachst nachts auf und ein fremdes Etwas atmet dir ins Ohr. Vielleicht stehen auch Personen in deinem Schlafzimmer, oder du bekommst keine Luft und kannst dich nicht rühren. Sprechen oder Schreien ist auch nicht drin, während die Bettdecke gleichzeitig immer schwerer wird. Die gute Nachricht: Es braucht keinen Exorzisten, der sich mitten in der Nacht mit Kruzifix und Weihwasser auf den Weg machen muss. Die schlechte: Unangenehm ist diese Situation und kommt nicht mal so selten vor. Was ich gerade so flapsig umschreibe … im richtigen Leben ist dieses Erlebnis alles andere alles witzig. Von einer Schlafparalyse hatte ich in meinem ganzen Leben noch nie etwas gehört, viele von euch bestimmt auch nicht – und dafür erlebt ein erstaunlich großer Teil der Menschen Ähnliches. Sie tritt meist dann auf, wenn du dich noch in der Tiefschlafphase, REM, befindest. Dabei träumst du, und nur die Augenmuskeln bewegen sich. Der Rest des Körpers ist laut einer Theorie der Wissenschaft wie gelähmt, damit er die Bewegungen aus dem Traum nicht wirklich ausführt. Das ist eine Art Schutzmechanismus, damit wir nicht im Schlaf aus dem Bett fallen. Wenn wir aber zu früh aufwachen, bekommen wir diesen Lähmungszustand bei vollem Bewusstsein mit. Das Gehirn war in dem Fall also schneller als der Körper. Halluzinationen, Panik und außerkörperliche Erfahrungen wie ›Schweben‹ können dann auftreten. Mögliche Ursachen: Stress, Traumata, Alkohol und Drogenmissbrauch – aber auch psychische sowie genetische Faktoren. Sehr, sehr unangenehm. Ich weiß. Und darüber spricht man nicht gerne. Das würde ich hiermit gerne ändern.«

Franziska auf Instagram am 1. April 2022

Als ich diesen Zustand zum ersten Mal erlebte, bekam ich panische Angst. Ich war bei vollem Bewusstsein, und doch konnte ich keinen Muskel in meinem Körper bewegen, konnte nicht sprechen, nicht einmal fiepen, trotz aller Anstrengung. »Entweder bin ich schon tot, oder ich sterbe gerade«, dachte ich. Selbst mit größtem Energieaufwand hatte ich keine Faser meines Körpers unter Kontrolle. Es regte sich rein gar nichts. Die bedrohlichen Schatten, die ich sah, waren Einbildung, Figuren, die ich mit aus der Traumphase in den Wachzustand genommen hatte, lernte ich später. Die »schwere«, drückende Bettdecke war damit zu erklären, dass ich körperlich noch in der Tiefschlafphase war. »Im REM-Schlaf funktioniert die Atem-Hilfsmuskulatur, die wir im wachen Zustand unbewusst zum Atmen einsetzen, nicht richtig«, erklärt[31] es Dr. Anna Heidbreder von der Uniklinik Innsbruck. Tatsächlich ist die Schlafparalyse keine Seltenheit und besonders unter Menschen verbreitet, die keinen regelmäßigen Schlaf bekommen: Schichtarbeiter (Pflege!), Menschen, die oft in unterschiedlichen Zeitzonen unterwegs sind, Menschen, die Alkohol, Drogen oder Psychopharmaka konsumieren, oder auch Menschen mit psychischen Störungen wie Depressionen, posttraumatischen Belastungsstörungen oder Angstzuständen. Nun, den Schichtdienst hatte ich zwar seit ein paar Jahren hinter mir gelassen, ein paar andere Punkte trafen aber auf mich zu.

Die Schlafparalyse ist keine Seltenheit. Forscher[32] gehen davon aus, dass etwa acht Prozent der Allgemeinbevölkerung und über dreißig Prozent der Psychiatriepatienten im Laufe ihres Lebens Schlafparalyse-Episoden erleben. Seltener sei es allerdings, dass man sie mehrere Male erlebt. Ich bin leider einer von diesen seltenen Fällen. Gerade letzte Woche ist es mir wieder passiert. Wenn man weiß, was es ist, ist es immer noch wahnsinnig unangenehm, aber zumindest ahnt man, dass es aufhört, dass man nicht stirbt oder den Rest seines Lebens in einer Art Wachkoma verbringen wird. Diese wenigen Sekunden oder Minuten kommen mir dabei jedes Mal wie eine Ewigkeit vor. Inzwischen versuche ich, mich so lange auf ein Körperteil – meinen Zeigefinger zum Beispiel – zu konzentrieren, bis ich ihn bewegen kann.

Als ich auf Instagram über Schlafparalyse informierte, bekam ich Unmengen an Nachrichten von Menschen, die Ähnliches erlebt hatten, viele davon hatten keinen Begriff für das Erlebte und konnten es erst jetzt einordnen. Einige hatten es im Zusammenhang mit Stressphasen, andere als Nebenwirkung von Schmerzmitteln nach einer Operation, andere nach traumatischen Erlebnissen, einige auch schon als Kind. Die meisten derjenigen, die kommentierten oder mir schrieben, hatten es öfter als einmal erlebt. Auffällig viele davon im Zusammenhang mit dem Schichtdienst in der Pflege:

> »Ich hatte dieses ›Phänomen‹, als ich noch Vollzeit in der Pflege gearbeitet habe. Mehrere Male, einmal sogar direkt im Nachtdienst, habe damals vor dem PC gesessen und bin kurz eingenickt, plötzlich hatte ich ein dumpfes Geräusch im Ohr, als ob Glocken in meinem Kopf umherschwirren, die Luft blieb weg, und mein gesamter Kör-

per erstarrte, meine Kollegin hinter mir bekam es mit. Ich versuchte zu schreiben, aber es ging nicht. Sekunden später war alles vorbei. So etwa ging es mir über Jahre hinweg, bis ich gelernt habe ›zu Atmen‹, und das war, als ich mit meinem Sohn schwanger war (...)«, schreibt Nadine.

»Auch schon mehrfach erlebt. Und starke Erstickungsängste durchgestanden, weil ich mit dem Gesicht auf dem Kissen lag und mein Körper mir nicht erlaubt hat, mich zu drehen. Ein furchtbar beängstigendes Gefühl«, schreibt Jenny Kuhnert, eine Intensivkrankenpflegerin, die sich aktivistisch für die Pflege einsetzt.

Der Schichtdienst, der Dauerstress und die Verantwortung begünstigen Schlafprobleme, die zum Pflegeberuf schon fast dazugehören. Wer schlecht schläft, wird schneller krank. In einer Umfrage[33] der Deutschen Schlafstiftung gaben mehr als zwei Drittel der Pflegenden an, dass Schlafstörungen sie in ihrer Leistungsfähigkeit beeinträchtigen.

Der Schlafmediziner Prof. Kai Spiegelhalder vom Universitätsklinikum Freiburg hat in den vergangenen Jahren Untersuchungen zu Schlafstörungen durchgeführt und festgestellt, dass sechzig bis siebzig Prozent der Teilnehmenden schlafgestörte Pflegende waren, die auf Covid-Stationen gearbeitet hatten. »Wer gestresst ist, schläft schlechter«, so Spiegelhalder in einem Interview[34] mit der *Zeit*. »Es wurde relativ gut erforscht, was Schlafstörungen langfristig mit unserem Körper machen: Sie schwächen das Immunsystem, und es kann zu kognitiven Einschränkungen kommen. Menschen mit Ein- und Durchschlafstörungen haben ein höheres Risiko für Angststörungen, Substanzabhängigkeiten und Depressionen.

Nicht umsonst ist Schlafentzug eine Foltermethode.« Zurzeit untersuche er an seinem Institut, welche Therapie Pflegenden im Schichtdienst zu besserem Schlaf verhelfen könnte. Dabei übe er mit den Probanden, nur die Zeit im Bett zu verbringen, die sie auch tatsächlich darin schlafen. Spiegelhalder betont im Interview, dass Schlafstörungen psychische Krankheiten befördern, »in Deutschland der Hauptgrund für Fehlzeiten im Job«. Ideal wäre, wenn die Mitarbeiter bei der Schichtplanung mitbestimmen könnten. »Die Schichten sollten eher vorwärts rotieren, also beispielsweise nach einer Frühschicht eine Spätschicht folgen. Und es sollte mindestens elf Stunden Ruhe zwischen den Schichten geben«, so der Schlafmediziner.

Der Erlebnisbericht über meine Paralyse hat viele Gespräche über den Schlaf angestoßen. Wie wertvoll er ist, wie sehr wir in unserem Beruf daran gewöhnt sind, zu wenig davon zu bekommen, wie schwierig es ist, wieder in einen gesunden Schlaf zu finden, auch wenn man die Arbeitsbedingungen geändert hat. Wenn ich jetzt nachts wach liege, denke ich an mein kompliziertes Verhältnis zum Schlaf. Ich sehne mich nach ihm, ich fürchte mich aber auch vor ihm. Als Kind wurde ich regelmäßig von Albträumen wach gerüttelt und wusste nicht, bei wem ich in meiner Angst Zuflucht finden sollte. Für meine Schwester, die schon viel älter war, waren böse Träume Kinderkram, meine Eltern zu wecken, traute ich mich nicht. Also saß ich oft lange im Bett und wartete darauf, dass hinter dem Fenster endlich der Tag begann.

Als ich dann auf der Intensivstation im Schichtdienst gearbeitet habe, war der Spätdienst um 21 Uhr zu Ende, und um sechs Uhr morgens musste ich dann wieder auf Station sein. Meistens war ich um Viertel vor zehn zu Hause und musste um vier Uhr vierzig wieder aufstehen. Ich war von der Hektik der Spätschicht adrenalingepeitscht und hatte große Probleme, mein Betriebssystem runterzufahren. Dazu kam der Druck, nur wenige Stunden Zeit zu haben und unbedingt einschlafen zu müssen, was dann natürlich überhaupt nicht funktionierte. Wenn es ganz schlimm wurde, habe ich eine Zopiclon[35] genommen, nicht oft, aber es ist passiert. Ich habe den Rhythmus nicht lange durchgehalten, schon bald dankend auf meine Schichtzulage verzichtet und die eng getakteten Schichten gemieden. Nachtarbeit war ein anderes Ding, da habe ich im Auto morgens das Fenster runtergekurbelt, mir die kalte Morgenluft um die Nase wehen lassen und die Musik laut aufgedreht, damit ich auf der Heimfahrt nicht einschlafe. Ich bin dann um halb acht ins Bett gestiegen und habe mir den Wecker auf zwölf gestellt, damit nicht der ganze Tag im Eimer war und ich irgendwie wieder in den Rhythmus kam. Nachtschichten haben meinen Schlaf ebenfalls durcheinandergebracht, aber sie hatten immerhin etwas Romantisches, insbesondere, wenn Svenni und ich zusammenarbeiten durften. Was mir den Schlaf geraubt und ihn nachhaltig gestört hat, war der Druck, den es damals auf der Station gab und den in der Zeit, in der ich geregelt in der Klinik arbeitete, meine mediale Dauerbereitschaft ersetzt hat. Dazu die Gedankenspiralen und die Angst, die mich vom Schlaf abhielt.

Fast alle Pflegenden haben Probleme mit dem Schlaf und reden sich ein, dass das zum Job dazugehöre. Svenni hat auf der Intensivstation bis zuletzt viele Spät- und Nachtschichten geschoben. Hat zehn Nachtschichten am Stück gearbeitet und hatte im Anschluss vier Tage Pause, von denen mindestens zwei dafür draufgingen, in den Schlafrhythmus zurückzukommen, einen Tag lang kümmerte sie sich um ihren Haushalt, und am vierten Tag versuchte sie, Freunde oder Familie zu sehen. Und auch heute, zwei Jahre nachdem sie in die ambulante Palliativpflege gewechselt ist, ist ihre Batterie noch halb leer.

Guter Schlaf ist nicht nur wichtig, um ausgeruht zu sein, er hüllt uns auch in einen stärkenden Schutzmantel, lässt uns weniger dünnhäutig und verletzlich sein. »Schlaf spielt eine wesentliche Rolle bei der Regulierung einer Vielzahl körperlicher und geistiger Prozesse. Wir wissen, dass Schlaf von der Herz-Kreislauf-Gesundheit über den Stoffwechsel bis hin zu unserer Immunantwort und dem Krebsrisiko alles beeinflusst. Schlaf ist direkt an der Regulierung unserer Stimmungszustände beteiligt und steht in engem Zusammenhang mit der allgemeinen psychischen Gesundheit. Schlafstörungen tragen zu Beeinträchtigungen der kognitiven Funktion bei, und neuere Studien zeigen Zusammenhänge mit neurodegenerativen Erkrankungen und Demenz«, erklärt[36] der Schlafforscher Ari Shechter vom Columbia University Medical Center. Anders gesagt: Wir brauchen Schlaf nicht nur, um besser zu leben; wir brauchen Schlaf zum Überleben.

Einfach aufhören

Sobald ich meine Kinder nicht mehr in meinem Blickfeld hatte, fühlte ich mich so unvollständig und wackelig, als sei mir ein Körperteil abhandengekommen. Ich konnte nicht damit aufhören, mir die schrecklichsten Szenarien auszumalen. Wie ein Lkw in den kleinen Körper meines Sohns krachte, der gerade auf der Landstraße zum Rewe unterwegs war, um sich eine Flasche Cola zu kaufen, wie ich es ihm zweimal pro Woche erlaubte. Wie meine Tochter im Kindergarten geschubst und gehänselt würde, wie jemand, der es auf mich abgesehen hatte, die beiden entführt und quält. »Hör auf. Hör damit auf«, redete ich selbst auf mich ein. »Sei nicht so eine. Wer sich Schlimmes ausmalt, dem passiert was.« Ich zwang mich, ruhig zu atmen und langsam bis zwanzig zu zählen, bis ich mich doch wieder auf meinen Wachposten auf der Terrasse stellte und lauschte, ob nicht irgendwo ein Martinshorn zu hören sei. Wenn ich tatsächlich eine Sirene hörte, wurde mir im Magen so flau, dass ich mich in die Küchenspüle übergeben musste. Ich hätte die Kinder gern mit Geotags oder Handys ausgestattet, aber Gregor war strikt dagegen. »Du weißt selbst, wie es sich anfühlt, beobachtet zu werden, und jetzt willst du deinen eigenen Kindern hinterherspionieren?«, sagte er. »Meinst du wirklich, dass es dich beruhigen würde, wenn du sie den ganzen Tag über kleine Punkte auf Bildschirmen verfolgst? Es ist alles okay mit unseren Kindern, die Gefahr ist in deinem Kopf. Daran solltest du etwas ändern.«

Wenn die Kinder und Gregor unversehrt zur Tür reinkamen, führte das nicht dazu, dass ich mich entspannte. Sie waren mir schnell zu viel, ihre Anwesenheit, ihre Lautstärke, ihre physische Präsenz überforderten mich, ich hatte schlicht keine Kraft mehr, Teil dieses Alltags zu sein.

Ich saß auf dem Sofa und beobachtete meine Familie. Gregor scherzte mit den beiden, sie malten sich zusammen aus, was sie am Wochenende unternehmen würden. Gokartbahn, Fußballspielen, Blumenzwiebeln pflanzen und dann die Großeltern besuchen? Ich hielt mein Handy in der Hand und tat beschäftigt, damit sie mich nicht einbeziehen würden. Aus meiner Handinnenfläche kam mir Nachricht um Nachricht entgegen. »Dringende Anfrage«, »Kannst du mal kurz?«, »Hi, Franzi, wir kennen uns nicht, aber ...«, »Es würde uns total helfen, wenn ...«. Ich musste laut aufgestöhnt haben, denn drei Augenpaare starrten mich in einer Mischung aus Sorge und Entsetzen vom Esstisch aus an. Ich verzog mich ins Bad.

Was war bloß aus mir geworden? Ich konnte nicht ohne, ich konnte nicht mit meiner Familie. Beides war die totale Überforderung.

Ich hatte den tollsten Mann, einen, der sprichwörtlich durch dick und dünn mit mir geht und es nicht nur verspricht. Einen, der mich zum Lachen bringt, der mitten in der Nacht aufsteht und zur Tankstelle fährt, wenn ich etwas brauche, der eine Engelsgeduld mit mir hat, einen, der sich um mich sorgt. Einen, der längst nicht mehr wusste, wie er mir helfen konnte. Ich habe zwei gesunde, fantasievolle und mitfühlende

Kinder, ich hatte alles Glück der Welt direkt hier vor meiner Nase, zum Anfassen nah, und konnte es nicht mehr spüren.

Waren sie nicht ohne mich viel besser dran? Ohne die ständige Sorge um mich, ohne dieses schwarze Loch im Haus, das dem Alltag jede Leichtigkeit nahm? Wäre es nicht besser, wenn ich nicht mehr da wäre …?

Ich merkte, wie mir diese Gedanken keinen Schmerz bereiteten. Es war mir in diesem Moment egal. Ich wollte raus, nur noch raus. Aus meiner Haut, aus meinem Leben. Ich hatte keine Kraft mehr, daran teilzunehmen. Ich hatte keine Angst mehr um mich, ich selbst war mir egal. Ich war ein Wrack. Aber die um mich herum, die musste ich retten. Die durfte ich nicht mit in meinen Abgrund ziehen.

#

Wahrscheinlich ist es kein Zufall, dass es ausgerechnet bei einem Familienfest geschah. Für den Ostersonntag hatten wir unsere engsten Freunde eingeladen, wie in den Jahren zuvor auch. Es war keine einfache Zeit, ich war kaum in der Lage, einen Tag zu überstehen, aber wir waren entschlossen, den Kindern ein schönes Osterfest zu bereiten, trotz allem.

Ich hatte mir vorgenommen, eine entspannte Gastgeberin zu sein, so wie ich es früher war. Doch allein schon bei der Vorstellung baute sich der Druck auf. Beim Vorbereiten und Kochen am Abend zuvor trank ich Wein, um mich zu beruhigen, um die Gedanken in meinem Kopf stummzuschalten. Am Morgen machte ich mit einer Mischung aus Ibuprofen und Prosecco weiter. Osterhase im Rausch. Ich war aufgekratzt und wirkte nach außen hin glücklich – so dachte ich zumindest. In Wirklichkeit schwankte ich auf der Kante zwischen »geht schon irgendwie« und dem totalen Zusammenbruch.

Annabell, ihr Mann Chris und die Kinder kamen mit Sekt und Osterkörbchen, meine Kinder sprangen Svenni in die Arme, und erst wirkte es so, als könnten wir die Kurve kriegen. Als könnte dieser schöne Tag alles wieder einrenken. Zumindest redete ich mir das wie ein Mantra ein. »Du hast einen guten Mann, du hast die süßesten Kinder, du hast die besten Freunde. Sei dankbar, sei glücklich. Sei dankbar, sei glücklich.« Ich rannte zwischen Kaffeemaschine und Tisch hin und her, schenkte Sekt ein, schob plattenweise Essen auf den Tisch und machte Witze, ohne wirklich zuzuhören, was die anderen sagten. Ich war ein Franzi-Automat geworden, der wahlweise im Influencer-, Mutter-, Frau- oder Freundinnenmodus war, ohne dass das, was ich sagte, irgendetwas mit mir zu tun gehabt hätte. Mich selbst gab es nicht mehr. Wenn ich morgens im Bett lag und wusste, dass gleich ein neuer Tag beginnen würde, fühlte ich nichts als Leere.

Annabell und Svenni erzählten mir beide später, wie angespannt die Stimmung war und dass sie sich nicht wirklich wunderten, als ich plötzlich durchdrehte. Nur darüber, wie extrem. »Du warst schon eine Weile nicht mehr du selbst gewesen«, sagte mir Svenni. »Aber in diesem Moment fürchtete ich, dich ganz zu verlieren.«

Es war, als ob meinem Automaten die Sicherungen durchgeknallt wären. An den Auslöser erinnere ich mich nicht einmal, eine Lappalie, rückblickend. Eine Unaufmerksamkeit, ein dummer Kommentar, der witzig gemeint war. Ich schlug auf Gregors Brust ein, griff eine Tasse und warf sie so fest an die Wand, dass die Scherben flogen. Gregor versuchte, mich festzuhalten und zu beruhigen, ich entwand mich seinem Griff.

»Lass mich in Ruhe, lasst mich doch verdammt noch mal in Ruhe!«, schrie ich. »Ihr seid mir egal. Ich! Scheiß! Auf! Euch! Alle!«

Chris' Blick traf mich wie ein stumpfes Messer. Er musste nichts sagen, ich las es in seinen Augen: Ich verletzte gerade die Menschen, die mir am nächsten standen, um mir damit selbst wehzutun. Um alle und alles kaputtzumachen. Chris verstand das und reagierte schnell. »Wir lieben dich«, sagte er sehr leise und blieb dicht neben mir stehen. »Lass dir bitte, bitte helfen.« Ich wollte das nicht hören, ich tobte.

Ich erinnere mich an den verschreckten Gesichtsausdruck meines Sohnes. Seine Schwester weinte, und er starrte mich an, als sähe er einen Geist. Als hätte seine Mutter soeben ihren Körper verlassen und ein Monster wäre an ihrer Stelle hineingeschlüpft. Aber das war kein Monster. Das war ich, eine Frau am Rande eines Nervenzusammenbruchs. Er hatte Angst vor mir, Angst um mich. Mir rannen die Tränen aus den Augen, ich brüllte und zitterte. Vor Wut, Ohnmacht, Trauer, Liebe, Verzweiflung. Alle Emotionen, die seit einigen Monaten verstummt waren, schüttelten mich mit einem Mal gleichzeitig durch. Gregor stand zwischen mir und den Kindern und musste blitzschnell reagieren. Svenni gab ihm ein Zeichen, dass sie sich um mich kümmern würde. Er schnappte sich die Kinder und Osternester, rief »Oma wartet schon auf euch!« und verließ mit einem letzten verzweifelten Blick auf seine Frau das Haus. Annabell tat es ihm nach und fuhr mit ihren Kindern nach Hause. »Genau! Holt sie bloß raus aus dem Irrenhaus!«, schrie ich ihnen hinterher.

Svenni stürzte sich auf mich und hielt mich mit aller Kraft ihres kleinen Körpers davon ab, dass ich meinen Kopf gegen den Fußboden hämmerte. Als Chris mir ein Glas Wasser reichte, schlug ich es ihm aus der Hand. »Fahr hinterher, Chris, die Kinder brauchen dich«, sagte Svenni. »Ich bleibe hier«.

Als nur noch Svenni bei mir war, löste sich etwas in mir. Mein Kopf lag in Svennis Schoß, mein Körper wurde schwer, und aus den Augenwinkeln rannen in einem steten Rinnsal Tränen an meinen Schläfen herunter, bis sie sich in meinen Ohrmuscheln verfingen. Meine Augen starrten auf die weißen Balken an der Wohnzimmerdecke, und doch sah ich nichts. Hörte kaum Svennis Stimme, die beruhigend auf mich einredete, wie eine Mutter auf ein verletztes Kind. »Ganz ruhig, mein Schatz«, flüsterte sie. »Ich bin ja da«.

Sie legte mich aufs Sofa, schob mir Kissen unter den Kopf, deckte mich mit Wolldecken zu und saß bei mir, bis ich eingeschlafen war. Als ich wieder aufwachte, war der Ostertisch abgedeckt, die Küche aufgeräumt, die Scherben weggefegt. Hinter den Hügeln senkte sich die Sonne. Svenni war nicht zu sehen. »Svenni?«, rief ich vorsichtig. Nichts. Stattdessen tappste Pares auf mich zu und legte mir seine Schnauze auf den Schoß. Mit der einen Hand kraulte ich ihm den weichen Hundekopf, mit der anderen langte ich instinktiv nach meinem Handy und scrollte durch ein paar Nachrichten. »Ich bin mit den Kids erst mal bei meinen Eltern«, schrieb Gregor. »Liebes, ein Ton und ich bin bei dir. Wir brauchen dich«, schrieb Annabell. Ich schickte ein Herz zurück. Ich klickte auf das Instagram-Kästchen. Mein Feed füllte sich mit Osterbildern, süßen Küken, glücklichen Familien, witzigen Häschen. Das hätte ich auch haben können. Warum wollte ich das Gegenteil? Warum hatte ich alles kaputtgemacht?

Ostern war seit vier Jahren nicht mehr nur Ostern. Lange war es die Zeit gewesen, in der mein Vater Geburtstag feierte. Alle zehn Jahre fielen sogar beide Feste zusammen. Seit 2017 markiert Ostern die Tage, in denen mein geliebter Vater starb. Am 22. April, nur zwei Tage nach seinem 59. Geburtstag. Waren mir deshalb die Sicherungen durchgebrannt? Fühlte ich mich deshalb so leer? Statt darüber nachzudenken, scrollte ich weiter durch meinen Social-Media-Feed. Da ließ Julia ihre Füße im glitzernden Wasser baumeln und sah trotz Baby im Bauch wahnsinnig fit aus, Tim hatte einen coolen neuen Haarschnitt, und hier, Taras Buch wurde angekündigt, und die süße Hundefamilie hatte Nachwuchs bekommen. Ich blendete die Gedanken an meinen Vater aus, indem ich mich in das Leben anderer Leute flüchtete. »Ein dysfunktionaler Bewältigungsmechanismus«, nennt die Psychologin Özdemir so etwas. »Wir fliehen ins Telefon, um vorübergehend dem Stress oder den Anforderungen der realen Welt zu entkommen. Durch das Eintauchen in die virtuelle Welt können wir unangenehmen Gefühlen oder Situationen ausweichen.«

Social Media macht uns vor, dass andere alles im Griff haben, ein tolles Leben führen, dass sie etwas bewegen oder wahnsinnig beliebt sind. Wir können nicht aufhören, uns das anzuschauen, und empfinden uns selbst als unzureichend, am falschen Ort, in den falschen Klamotten, im falschen Körper, im falschen Job, unter den falschen Menschen. Selbst dem Technologie-Journalisten Nick Bilton, der für seine Recherche zu der Dokumentation »Fake Famous« viel Zeit auf Social Media verbrachte, ging es so. Er beschreibt[37], wie er sich abends leer fühlte und sein eigenes Lebenskonzept infrage stellte: »Das war so ein Heilige-Scheiße-Moment. Ich bin ein Reporter. Ich schreibe seit Jahren über Tech. Ich mache das für eine Dokumentation, und trotzdem wirkt es auf mich.«

Eigentlich war mir bewusst, wie mich der Algorithmus austrickste, wie mich die stetige Abfolge immer neuer Bilder betäubte, aber andererseits war das mein Leben! Es war Teil meines Jobs und meines Ichs, ich hatte viel investiert, um so viele Menschen mit meiner Botschaft erreichen zu können.

Während ich mit meinem Daumen über den Bildschirm fuhr, fühlte es sich an, als würde ich die Kontrolle über mich zurückgewinnen. Mir fiel ein, dass ich seit dem Foto mit dem frisch gedeckten Frühstückstisch nichts mehr gepostet hatte! Routiniert suchte ich aus meinem Bilderordner ein Porträt in Arbeitskluft heraus und fing an, einen Beitrag über Krankenhausschließungen und Betteneinsparungen zu bearbeiten, den ich letzte Nacht begonnen hatte. Nichts zu Emotionales. Fakten, Zahlen und welche Auswirkungen sie auf unseren Job und das Gesundheitssystem haben. Meine letzten Stories hatten wieder so viele üble Hassnachrichten generiert, ich wollte so abgeklärt wie möglich wirken. Professionell. Ich hatte alles im Griff, zumindest da draußen. Nur wenige Sekunden nachdem ich auf »Veröffentlichen« geklickt hatte, sprang die Badezimmertür auf, hinter der Svenni auftauchte.

»Du postest allen Ernstes auf Instagram?« Sie sprach leise und langsam, so wie man mit Durchgeknallten spricht. »Jetzt? Heute? Als wäre nichts gewesen? Sag mal, wer bist du eigentlich?«

»Wer bist du denn, dass du mir vorschreibst, was ich zu tun habe?«, konterte ich.

»Ich bin deine Freundin, die dich eben noch davor bewahrt hat, dass du dir den Kopf auf dem Fliesenboden einhaust. Ich bin deine Freundin, die mit ansehen muss, wie du vor die Hunde gehst, wie du deine Familie zerstörst, wie du dich in einen Zombie verwandelst.« Mit diesen Worten sprang sie auf mich zu und riss mir das Handy aus der Hand, lief auf die Terrasse und hielt es über die Brüstung. »Das hier hat dich versaut, das hier hat unsere Freundschaft versaut. Du gehörst nicht in die Öffentlichkeit, nicht ins Fernsehen und nicht auf die Bühne, du gehörst in Therapie.«

»Gib das sofort wieder her. Du hast keine Ahnung, was in meinem Leben abgeht. Meinst du, ich habe mir das alles aufgebaut, um es wegzuschmeißen? Um wegen eines kleinen Aussetzers alles kaputtzumachen? Und ist dir eigentlich klar, dass ich gerade unsere Familie ernähre mit dem, was du da runtermachst?«

»Franzi, du musst dir helfen lassen«, Svennis Stimme bekam einen flehenden, weicheren Ton. »Egal wie wichtig es ist, was du tust, es kommt nichts Gutes mehr zurück. Du wirst angefeindet, du strauchelst, du überforderst dich. Und du entfernst dich dabei innerlich von allem, was dir lieb und wichtig ist.«

»Gib mir das Handy zurück!«

»Nein!«

»Ich habe Verträge, die ich erfüllen muss.«

»Kein Vertrag kann so wichtig sein, dass du dafür draufgehst.«

»Bitte, Svenni. Das heute ist wegen Papa. Ostern muss ich immer ...«

»Ich weiß genau, was vor vier Jahren passiert ist. Ich war immerhin dabei. Im Gegensatz zu heute hast du mich damals in deiner Trauer an dich rangelassen, du hast dir helfen lassen. Jetzt muss ich zusehen, wie du vor die Hunde gehst, und du schmeißt mir die Tür ins Gesicht. Wenn du dich nicht kümmerst, dann kümmere ich mich und dann ... dann kriegt es die ganze Welt mit.«

»Ich verspreche, dass ich was mache«, sagte ich müde. Ich lief an Svenni vorbei in die Küche und griff nach der Rotweinflasche. Svenni schmiss das Handy aufs Sofa und versperrte mir den Weg, als ich mit dem Weinglas zurück ins Wohnzimmer gehen wollte.

»Ich schaue mir das noch drei Wochen mit an«, sagte sie eindringlich. »Wenn du selbst nichts unternimmst, dann helfe ich dir, ob du willst oder nicht. Ich will nicht die Freundin sein, die deinen Kindern in zehn Jahren erklären muss, dass ich alles gesehen und alles gewusst, aber nichts getan habe.« Mit diesen Worten schnappte sie sich Mütze und Mantel und verließ mit Pares das Haus.

Ich setzte mich mit dem Rotwein auf die Terrasse. In der Ferne sah ich Svenni und Pares in einen Feldweg abbiegen. »Svenni!«, rief ich ihr hinterher, aber sie drehte sich nicht um.

Das Glas war leer, als Svenni wieder zurückkam. sie registrierte es mit einem ungerührten Blick. Vielleicht wollten sie mich gegen die Wand fahren lassen. Sobald es mir etwas besser ging, sperrte ich mich im Badezimmer ein, setzte mich auf den Rand der Badewanne und schnitt eine Werbestory für Outdoorkleidung zusammen. Am Tag zuvor hatten Gregor und ich die erste Sequenz noch zusammen auf dem Feld hinterm Haus gedreht. Das Wetter war so frostig gewesen wie die Stimmung. Ich merkte, wie es Gregor wehtat, wenn ich für die Kamera eine fröhliche Miene aufsetzte. Oder mir zumindest Mühe gab, während das im »echten Leben« nicht mehr gelang. Wir sind beide keine Schauspieler, erst nach dem sechsten Take hatten wir es im Kasten und liefen danach wortlos zurück nach Hause. Eigentlich hätte ich es gestern hochladen sollen, aber da war ... wahrscheinlich war ich einfach zu fertig gewesen. Jetzt musste nur noch die letzte Sequenz her und dann raus damit. Die da draußen sollten nicht merken, dass ich einen schlechten Tag hatte. Luft holen, lächeln: »Wie versprochen, hab ich für euch noch einen Code für die Softshelljacke ...« Dank Concealer und Ringlicht war der blaue Fleck auf meiner Stirn kaum oder gar nicht zu erkennen. Na also, lief doch. Ich schaffte es doch am Ende immer, oder? Gregor und die Kinder hatten angekündigt, bei Oma zu übernachten. Sie würden morgen wiederkommen, wenn ich mich wieder im Griff hatte.

Svenni kochte mir Pasta zum Abendessen. »Ich komm zurecht, Svenni. Du hast bestimmt was Besseres zu tun, als auf eine erwachsene Frau aufzupassen«, versuchte ich halbherzig. Einerseits war ich froh, dass sie da war, andererseits fühlte ich mich beurteilt und beobachtet.

»Ich habe garantiert nichts Besseres zu tun«, antwortete meine Freundin.

Ihr Blick registrierte alles, was ich tat, sie versuchte aber nicht mehr, mich von irgendetwas abzubringen. Garantiert hatte sie meine Story gesehen, sagte aber nichts dazu. Erst als ich mir mit dem letzten Glas Wein zwei Tavor genehmigte, einen Tranquilizer, den ich nach meinen Panikattacken verschrieben bekommen hatte, fragte sie: »Meinst du, zwei davon sind nötig? Mit dem Wein vielleicht nicht die beste Kombi.«

»Wenn du nicht da wärst, würde ich zehn nehmen«, sagte ich nur halb im Scherz.

Svenni ist mir zwei Tage und zwei Nächte nicht von der Seite gewichen. Es waren die dunkelsten meines Lebens. Nachts bin ich trotz Tavor aufgewacht und habe mich in Gossip-Foren eingeloggt, um zu lesen, wie ätzend mich die Menschen finden. Sie zogen über meinen Körper ab, spekulierten über meinen Geisteszustand, »sorgten« sich um meine Kinder, es war nicht zum Aushalten. Warum musste ich das lesen? Warum tat ich mir das an? Was, wenn sie recht hatten. Was, wenn die Kinder nach diesem Ausfall Angst vor mir hatten. Was, wenn ...

Wenn ich mich vor Schmerz und Verzweiflung schüttelte, war Svenni da und hielt mich. Ich habe immer wieder versucht, sie wegzuschicken, aber sie bestand darauf, bei mir zu bleiben.

»Wenn ich jetzt fahre, passiert irgendwas.«

#

Als zwei Tage später Gregor und die Kinder zurückkamen, gab ich mir alle Mühe, »gesund« zu wirken. Gregor nahm mir das nicht ab, spielte den Kindern zuliebe aber mit. Ich merkte, wie er versuchte, einen Moment zu finden, in dem er mit mir allein hätte sprechen können, und ich tat alles, um solch eine Situation zu vermeiden. Ich wollte nicht an Ostern denken, ich wollte nicht über das sprechen, was wie eine schwarze, dicke Wolke zwischen uns waberte. Ich wollte ihn und alles Problematische einfach ignorieren, bis es gut war, bis alles vorbei war. Abends stürzte ich mich in die Arbeit und saß so lange am Computer, bis er eingeschlafen war. Die Tavor hatte Gregor konfisziert. »Wenn du eine brauchst, frag mich. Ich gebe dir eine und keine zu viel«, sagte er mit ernstem Blick. Svenni musste ihn informiert haben.

Eines Nachts, als ich im Bett lag und meine Gedanken mich wieder in einen dunklen Strudel hinabrissen, fühlte es sich an, als ob mir etwas die Luft abschnürte. Ich musste raus aus dem Schlafzimmer und weg von Gregor, der schlummernd neben mir lag. Durch die offene Kinderzimmertür hörte ich meinen Sohn atmen. Leise schlich ich mich im T-Shirt nach unten und riss die Terrassentüre auf, um Luft zu holen. Ein eiskalter Schwall traf meinen Körper. Die Kälte fühlte sich auf meinen nackten Beinen an wie Tausende kleine Nadelstiche. Es schmerzte, es schmerzte gut. Mein Atem bildete eine kleine Wolke, es war schon wieder unter null Grad in diesem kältesten April seit vierzig Jahren. Ich ging nach draußen auf die Terrasse und legte mich auf die Fliesen, die von einer hauchdünnen Decke aus winzigen Eiskristallen überzogen waren. Ich schaute in den Sternenhimmel, und es dauerte nicht lange, bis ich spürte, wie die Kälte meinen Körper umarmte. Endlich fühlte ich etwas. Mein Körper zitterte, meine Haut kribbelte. Ich versuchte, ruhiger zu atmen und mir die Kälte zum Freund zu machen.

Das leise Klackern von Hundekrallen auf dem Stein weckte mich aus meiner Trance. Pares schnupperte an meinem Gesicht und legte seinen warmen Hundekörper auf mir ab, bis er selbst zu zittern begann. Ich schubste ihn mit letzter Kraft von mir und kroch mit ihm zurück ins warme Wohnzimmer.

Zurück im Bett, unter der warmen Decke, begann ich zu schlottern, meine Nase und meine Fingerspitzen schmerzten, während die Wärme sich ausbreitete. In den frühen Morgenstunden kroch meine sechsjährige Tochter zu mir unter die

Decke, wie sie das manchmal tat, wenn sie aus einem schlechten Traum erwachte und nicht mehr einschlafen konnte. Als sie merkte, wie ich mit den Zähnen klapperte, nahm sie meine kalte Hand, spitzte ihre kleinen Lippen und pustete »*Pffff*«, »*Pfff*«, »*Pfff*« feste in meine Handinnenfläche. Ich sah in ihr vom Schlaf zerknautschtes Gesichtchen und kuschelte mich an ihren Mickey-Mouse-Flanellschlafanzug. »Danke, mein Mäuschen«, flüsterte ich. »Du glaubst gar nicht, wie sehr du mir gerade geholfen hast.«

Svenni, Gregor, Chris, Annabell, meine Kinder und Pares haben mich gerettet, auch wenn ich das damals nicht wollte. Sie haben mich, jeder und jede auf seine oder ihre Art, zurück ins Leben geschubst.

Im Rückblick waren diese Tage um Ostern die Wand, gegen die ich fahren musste, um zu erkennen, dass sich substanziell etwas ändern musste. Denn mein schlimmster Troll – das war ich selbst.

Zwischen den Welten

»Es ist eine Pseudobeziehung, die man zu Menschen im Internet aufbaut. Social Media ist in meinen Augen eine Droge, bzw. man kann es wie eine Droge missbrauchen, und ich habe das jahrelang getan. Man kann sich davon abhängig machen. Ich bin seit 1999 im Internet, ich habe alles durch von Blogs über Twitter bis zu Facebook und Instagram. Ich war Nachrichtenjunkie, konnte nicht aufhören zu diskutieren. Im Endeffekt waren es aber alles Mechanismen und Ausreden, um mich von mir selbst abzulenken, um nicht in Ruhe mit mir sein zu müssen. Wenn du dich, so wie Franzi, als Kind verlassen gefühlt hast, dann suchst du die ganze Zeit nach Verbindung, denn du hast die Verbindung zu dir selbst verloren bzw. nie aufbauen können. So bist du die ganze Zeit auf der Suche nach Verbindung und Austausch. Und das bietet dir das Internet. Man kann total viele tolle Sachen erleben – und das ist das Zweischneidige an Social Media. Es ist eben nicht (wie eine Droge) nur zerstörerisch, es hat auch einen positiven Effekt, kann gesellschaftlich etwas verändern. Was bei Franzi ja der Fall ist. Man kann viel bewegen!«

Daniel, Journalist und TV-Moderator

Die toxische Seite von Social Media lässt uns oft vergessen, wie revolutionär und wunderbar diese Innovation war und immer noch sein kann. Soziale Netzwerke machten es uns möglich, Menschen wiederzufinden, zu denen wir keinen

Kontakt mehr hatten, Gruppen zu finden, in denen wir uns verstanden und sicher fühlten. Mir war und ist es möglich, als Krankenschwester, als jemand, der im Dorf aufgewachsen ist und es nie verlassen hat, nie ein Medientraining absolviert hat, Menschen in jeder Ecke Deutschlands zu erreichen.

»Der Wandel begann vor etwa zwanzig Jahren, als vernetzte Computer so allgegenwärtig wurden, dass Menschen begannen, sie zu nutzen, um soziale Beziehungen aufzubauen, zu verwalten oder zu erhalten. Langsam und ohne viel Aufsehen traten gegen Ende der Achtzigerjahre die sozialen Medien an die Stelle sozialer Netzwerke. Die Veränderung war fast unsichtbar, hatte aber enorme Folgen. Anstatt die bescheidene Nutzung bestehender Verbindungen zu ermöglichen – hauptsächlich für das Offline-Leben (z. B. um eine Geburtstagsfeier zu organisieren) –, verwandelte soziale Software diese Verbindungen in einen latenten Übertragungskanal. Auf einmal betrachteten sich Milliarden von Menschen als Berühmtheiten, Experten und Geschmacksmacher«, schreibt Ian Bogost in *The Atlantic* über die Geschichte von Social Media.[38] Dank Social Media konnte jeder und jede plötzlich über die Netzwerke der unmittelbaren Kontakte hinaus Inhalte veröffentlichen oder teilen, konnte auf Sendung gehen, seine und ihre Meinung kundtun. Ob informativ, unterhaltsam, belustigend oder auch zerstörerisch. Und das Publikum konnte darauf reagieren – kommentieren, zustimmen, ablehnen, teilen. Das Wort »Influencer« sei erstmals 2019 in ein paar Wörterbüchern aufgetaucht, nur vier Jahre später wolle einer von vier Menschen aus der Generation Z Social-Media-Influencer werden, so ein Bericht von *NPR*.[39]

Der Ruhm traditioneller Celebrities beruht darauf, dass sie Teil einer etablierten Branche wie zum Beispiel Musik, Film oder Fernsehen sind. Der Weg der Influencer zum Ruhm lässt sich als eher basisorientierte Angelegenheit beschreiben und lässt sich Schritt für Schritt gehen. Sie schaffen sich eine wachsende Anhängerschaft, indem sie Inhalte erstellen und veröffentlichen, welche die Aufmerksamkeit anderer Benutzer auf sich ziehen, deren Vertrauen und Respekt gewinnen. »Influencer unterscheiden sich (...) von traditionellen Prominenten darin, dass unsere Bindung zu ihnen nicht auf ihrer wahrgenommenen Überlegenheit beruht, sondern auf ihrer Ähnlichkeit mit uns. Sie lösen unsere soziale Homophilie aus, unsere Tendenz, soziale Bindungen zu Menschen aufzubauen, die uns an uns erinnern«, schreibt Adenike Fapohunda in *Current Affairs.* [40]

»Das Phänomen des Influencers knüpft an die Tradition der Meinungsführer an«, erklärt Prof. Amelie Duckwitz von der TH Köln in einem Telefonat. »Es ist ein universelles soziales Phänomen, da man in jeder sozialen Gruppe Menschen findet, die andere mit ihrem Wissen und ihren Einstellungen beeinflussen. Sie weisen bestimmte Persönlichkeitsmerkmale auf, die sie zu solchen Beeinflussern machen. Zum Beispiel werden sie oft von anderen Leuten um Rat gefragt.«

Es sei beispiellos, wie sich dieses Phänomen durch Social Media mit unglaublicher Geschwindigkeit dynamisiert, emotionalisiert und kommerzialisiert habe, so die Medienwissenschaftlerin. »Das kann man am weltweiten Umsatz ablesen, der zurzeit bei schätzungsweise sechzehn bis zwanzig Milliarden Dollar liegt. Jedes Unternehmen hat das inzwischen fest im Marketingbudget verankert.« Doch Influencer sind nicht nur in kommerzieller Hinsicht ein wichtiger Faktor geworden, woran wir meist in erster Linie denken, sie tauchen auch in der politischen und sozialen Kommunikation auf. Es sei ein Phänomen, so die Professorin, das sich sehr stark in Nischen herausbilde. »Die meisten Influencer sind Experten für Nischenthemen.« Ich falle in diese Kategorie, weil ich ein Insiderwissen habe, das viele interessiert, erklärt Duckwitz. »Franziska erlaubt den Blick hinter die Kulissen und gibt Infos, die man sonst nicht bekommt. Es sind Informationen, die alle Menschen betreffen, denn jeder landet irgendwann mal im Krankenhaus.«

An der jüngsten Studie[41] des Hans-Bredow-Instituts von 2021 zur Nachrichtenkompetenz und Mediennutzung Jugendlicher in Deutschland kann man ablesen, dass immer mehr Jugendliche und junge Erwachsene ihre Interessen in den klassischen Nachrichtenmedien nicht wiederfinden. Sie nutzen selten die Informationsangebote etablierter Medien und werden daher mit journalistischen Angeboten kaum noch erreicht. Stattdessen spielen für diese Gruppe von Menschen die Angebote in den sozialen Medien eine wichtige Rolle. Sie wünschen sich eine direktere Ansprache auf Augenhöhe, mehr Bezug zu ihrem Leben. Sie verfolgen Themen, die sie mit Freunden besprechen oder zu denen sie einen unmittelbaren Bezug haben. Da viele Menschen aus beruflichen, familiären oder privaten Gründen in Kontakt mit der Pflege kommen, ist es zwar ein Nischenthema, aber eines, das viele betrifft. Eigentlich alle, was wir leider nur in einer Krise wie der Corona-Hochphase realisieren und dann schnell wieder vergessen.

Wir leben in einer komplexen Welt, die vielfältige Wege bietet, an Information zu kommen. Das kann überwältigend wirken, und so suchen viele Nutzer nach Orientierung. Dass mein Profil so populär war, erklärt Duckwitz mit der Intimität, die ich herstelle: »Franziska Böhler strahlt Sicherheit aus und schafft eine soziale Nähe. Dann hat sie ein hohes Involvement in ihr Thema, und hohes Engagement. Dadurch, dass sie viel über sich und ihr Leben zeigt, gewinnt sie Vertrauenswürdigkeit. Es ist ein Authentizitätskennzeichen. Sie ist jemand, den ich kennen könnte. All das sind Erfolgsfaktoren.«

Die Nähe, die ich schaffe, hat ihre Schattenseite. Meine Rollen in Berufs- und Privatleben, in Öffentlichkeit und Familie mischen sich. »Wenn diese Rollenidentifikation und -trennung nicht mehr da ist, wirkt das sehr stressig«, so Duckwitz. »Man ist quasi dazu gezwungen, auf Instagram viel zu posten, weil dann die organische Reichweite höher ist (damit sind Besucher gemeint, die das Profil auf natürliche Weise gefunden haben). Man ist auf Reichweite und *engagement* angewiesen, gegenüber sich selbst aber auch gegenüber Kooperationspartnern.« Dazu komme, dass man abhängig von der Community werde. »Das soziale Feedback ist zunächst positiv – wir können hier so sein, wie wir sind –, zu Social Media gehört aber auch sehr viel negatives Feedback. Man steht mehr in der Öffentlichkeit oder anders, als einem lieb ist, und damit ständig unter dem Druck, etwas zu veröffentlichen, das für die Community relevant ist.« Instagram mache seinen Algorithmus nicht öffentlich, so die Wissenschaftlerin, doch durch Beobachtung wisse man, dass man umso höher eingestuft wird, je öfter man etwas postet. Politisches werde dabei eher niedriger eingestuft. Den meisten Menschen ist auch nicht klar, dass es nicht reicht, eine bestimmte Anzahl an Followern gesammelt zu haben, um bei Social Media als relevant oder erfolgreich zu gelten. Entscheidend dafür, ob ein Beitrag erfolgreich war oder nicht, ist, wie oft er angesehen und geteilt wurde. Das ist die Social-Media-Währung, die man als jemand, der an diesem Rummel teilnimmt, es als sein Sprachrohr und als Einnahmequelle sieht, ganz schnell verinnerlicht.

Es passierte etwas Seltsames mit mir. Obwohl der Hass mich eigentlich vor allem digital und anonym traf, hielt ich die »echte« Welt nicht mehr aus. Ständig hatte ich das Gefühl, dass jemand mich beobachtete, über mich lästerte, meinen Körper beurteilte, Beweise dafür suchte, wie fertig ich war, wie sehr mein Zustand auf meinem Mann und unserer Beziehung lasten müsse. Fremde Leute meinten, sie hätten Anspruch darauf, dass ich mich zu einem Thema äußere, oder ein Recht darauf, mir zu sagen, was ich tun soll, wie ich zu sein hatte oder eben nicht – aber regelrecht Angst hatte ich vor den Menschen in meiner Umgebung und zog mich immer weiter in mein Telefon zurück, auf der Suche nach Liebe und Zuspruch. Dass ich sie jeden Tag direkt um mich hatte, in Form von Gregor, meinen Freundinnen und Freunden, meinen Kindern, konnte ich kaum noch wahrnehmen.

An einem heißen Tag im Juli 2022 hatte Madeleine, meine Managerin, Gregor und mich zu einem kleinen Open-Air-Festival nach Bad Sooden-Allendorf eingeladen. Sie hatte alles organisiert, Gregor und mir ein Hotel besorgt und uns in den Backstagebereich eingeladen, wo sich die Sponsoren, Künstler und Mitarbeiter der Managementagentur aufhielten. »Das wird schön«, sagte Madeleine. »Das wird dir guttun!«

Madeleine ist mehr Freundin als Managerin, und viele der Menschen, die für sie arbeiten, kenne ich inzwischen gut. Ich fand die Idee schön, dass wir einander mal wieder im echten Leben statt am Bildschirm sehen, und sagte zu. Es war wuselig und heiß und gesellig, aber ich konnte mich nicht auf die Festivalstimmung einlassen. Ich hatte wieder das Gefühl, dass man über mich redete, sich über mich lustig machte. Dass man mich heimlich fotografierte. Ich zog Gregor in die hinterste Ecke und saß dort stocksteif. Es fühlte sich an, als steckten Bleisohlen in meinen Schuhen, als läge ein schwerer Sandsack über meinen Schultern. Ich versuchte mit aller Kraft, wieder Mut zu fassen, den Schalter umzulegen und vor allem Madeleine eine gute Freundin zu sein, aber es ging nicht. Ich zitterte am ganzen Körper, mein Hals schnürte sich zu, während ich krampfhaft versuchte, mich am Rhythmus der Musik auf der Bühne festzuhalten.

> »Ich merkte, wie sie langsam und schwer atmete, und fragte sie, was ich für sie tun könne. Ich sah, dass sie in Panik geraten war und die Angst nicht mehr steuern konnte. Sie flüsterte mir zu, dass sie sofort wegmüsse. Gregor und Franzi haben das Event derartig Hals über Kopf verlassen, dass sie sogar ihre Lederjacke vergaß. Franzi hatte eine regelrechte Menschenangst entwickelt. Es war schlimm, das mit anzusehen.«
>
> *Madeleine, Managerin*

Wir sind nicht mal mehr ins Hotel gefahren, sondern direkt nach Hause. Ich wollte mich in Sicherheit begeben, meinen Schutzraum suchen – aber ich konnte ihn nicht finden.

Ich weiß ja gar nicht, wie es ist, wenn man ein normales Leben hat. Als Kind nicht und auch jetzt nicht, wenn auch aus anderen Gründen. Ich habe mir seit meiner Kindheit eigentlich immer nur ein normales Leben gewünscht. Das Allerletzte, was ich wollte, war berühmt werden. Es gibt ein paar Prinzipien, denen ich treu geblieben bin. Ich bin ehrlich und erwarte Ehrlichkeit – und ich bin damit so oft auf die Fresse geflogen. Menschen, die mir erst ins Gesicht lächeln, lästern im nächsten Moment hinter meinem Rücken über mich. Diese Erfahrung musste ich in den letzten Jahren so oft machen, dass ich inzwischen selbst freundlichen und offenen Menschen mit Misstrauen begegnete. So wollte ich nie sein. Ich will das Leben derer, die auf mich neidisch sind. Deren Leben will ich.

Teil drei

Ich mache weiter

Hilfe? Hilfe!

> »Sie kämpft noch mehr als andere, weil sie sich etwas beweisen möchte. Wenn sie etwas bewegt, hat das für sie eine unglaublich bestärkende Wirkung, weil sie dann ihre Vergangenheit außer Kraft setzt. Gleichzeitig kämpft sie gegen Windmühlen, weil sie nicht nur gegen das Jetzt ankämpft, sondern auch gegen die Vergangenheit.«
>
> *Katharina, Psychotherapeutin*

In der Zeit, in der es mir so dreckig ging, hörte ich von allen Seiten: »Du musst dir helfen lassen!«, oder: »Es gibt Punkte, an denen man sich nicht mehr selbst aus dem Loch ziehen kann.«

Von »Rede mal mit jemandem, versuch es wenigstens« bis zu »Ich bin deine Freundin, Franzi, aber hier kann ich dir nicht weiterhelfen. Du brauchst professionelle Hilfe. Wenn du nicht endlich in Therapie gehst, dann ...« war alles dabei – und dreimal dürft ihr raten, wer das gesagt hat.

»Professionelle Hilfe«, »Jemanden, der sich auskennt« – für mich hörte sich das immer mehr danach an, als ob sie mich alle abschieben wollten. Bloß nicht mehr dieses Wrack ertragen müssen. Irgendjemand sollte mal die Schrauben festdrehen und mich reparieren.

Dementsprechend aggressiv reagierte ich auf Vorschläge dieser Art und verkroch mich noch tiefer in mein Schneckenhaus, bei dem so langsam die dünnen Wände einkrachten.

Ganz tief drinnen wusste ich ja, dass ich mir eine Therapeutin suchen musste, aber allein die Vorstellung, diese Aufgabe angehen zu müssen, sich jemand Fremdem gegenüber öffnen zu müssen, zu heulen, auseinanderzufallen oder zuzumachen, »an sich arbeiten« zu müssen – all das machte mir eine Riesenangst. Wie überhaupt sollte ich jemanden finden? Dazu noch jemanden, den die Kasse bezahlt, jemanden, der einen freien Therapieplatz hat, jemanden, der oder die in dem Moment, in dem ich mich überwinde, auch sofort anfangen konnte? Unmöglich. Ich tippte im Suchfeld des Browsers »Aschaffenburg Psychotherapie« ein und sah mir die Gesichter an, denen ich mich potenziell anvertrauen müsste. Der? Niemals! Die? Versteht mich bestimmt nicht. Die? Kennt sicher jemanden, den ich kenne, und dann ... So, aber noch schlimmer stelle ich mir Tinder vor. Außer, dass man dieses Date nicht nach ein, zwei Treffen ghosten kann ...

Meine typische Reaktion in einem solchen Fall ist, mich abzulenken und in die Arbeit zu stürzen. Irgendetwas so Wichtiges anzunehmen, dass mir und allen anderen klar sein muss, dass ich einfach keine Zeit für eine Therapie habe. Geschweige denn für die Suche nach einem Therapeuten. Das Long-Covid-Forschungsprojekt Health4Future, dessen Schirmherrin ich war, brauchte dringend meine Unterstützung, eine so wichtige Initiative konnte ich nicht hängen lassen; der Podcast »Böhler & Bröckerhoff« kam gerade so richtig in die Gänge, die erste Folge sollte im Mai ausgestrahlt werden. Das war nicht nur spontanes Gelaber, das war viel Arbeit. Recherche, Vorbereitung, Abstimmung, es gab so viel zu tun!

»Du rennst schon wieder weg«, sagte Svenni, wenn ich ihr berichtete, was ich gerade alles Wichtige auf dem Zettel hatte.

Mit Annabell gab es eine vorübergehende Funkstille, sie fand mein Verhalten so toxisch, dass sie es nicht länger mit ansehen wollte. Wir fielen uns aber kurze Zeit später auf einer Veranstaltung wieder in die Arme. Ihr Mann Chris und ich hatten einen Nachmittag organisiert, um ukrainischen Kriegsflüchtlingen zu helfen. Ganz unkompliziert: Jeder, der kam, brachte etwas mit, um den Familien die Ankunft zu erleichtern. Ich hatte online alle, die helfen wollten, eingeladen. Unter denjenigen die kamen, war auch eine Frau, die sich entschuldigte, nichts mitgebracht zu haben. »Macht doch nichts!«, sagte ich. »Schon hier zu sein, hilft!« Später hörte ich, dass sie anstatt eines Buggys, Kochtopfsets oder Klappstühlen zehn Stunden Therapie anbot, falls jemand von den Geflüchteten sich dafür interessieren sollte. Sie sei Psychotherapeutin.

Als ich ein paar Tage später nachts im Bett lag, ließ sich der fiese Gedankenstrudel mal wieder nicht bremsen. Ich war kurz davor, zu kapitulieren und mich mit einer Schlaftablette auszuknocken, da dachte ich an Katharina. Könnte sie meine Therapeutin sein? Würde ich mich dann trauen? War es komisch, sie anzusprechen? Unprofessionell? Vielleicht sollte ich fragen, ob sie mir jemanden empfehlen könne. Bevor ich es mir wieder anders überlegte, schrieb ich ihr. »Danke, dass du da warst! Ich habe von deinem Angebot gehört, unfassbar großzügig, danke!« Klick, weg damit.

Und ich schoss gleich hinterher: »Ich bin übrigens selbst auf der Suche nach einer Therapeutin. Kannst du mir jemanden empfehlen?«

So, es war raus. Ich hatte mich gekümmert. Hoffentlich hatte sie keinen Tipp, keine Zeit, hoffentlich sah sie meine Nachricht gar nicht. Tat sie aber. Sie fragte, wonach ich suchte, und als ich antwortete: »Jemanden wie dich«, sagte sie, dass wir es gern versuchen könnten, sie würde sich Zeit für mich freischaufeln. Nach einer Sitzung, in der wir uns kennenlernen und besprechen würden, könne sie feststellen, ob eine störungswertige Symptomatik vorliege und die Indikation für eine Psychotherapie gegeben sei. Falls ja, würden wir einen Antrag bei der Krankenkasse einreichen. Einzelne Therapiesitzungen könnten auch per Videosprechstunde durchgeführt werden. »Und dann bin ich ganz offiziell geschädigt«, ging es mir durch den Kopf.

Am liebsten hätte ich mir für diesen Gedanken gleich auf die Finger gehauen, aber so tief sitzt diese Denkweise. So denke nämlich nicht nur ich, sondern die meisten. »Wenn das einmal in deiner Krankenakte steht, nimmt dich keine Versicherung mehr«, war so ein Satz, den ich schon oft gehört habe. Stimmt natürlich nicht. Das Problem ist ein anderes: Die Wartezeit für akute Hilfe liegt nicht selten bei achtzehn Monaten! Das muss man sich einmal vorstellen. Bis 1999 war die Niederlassung als Psychotherapeut uneingeschränkt möglich, danach wurde die Zahl der Krankenkassensitze fixiert und gedeckelt. Das müsse reichen. Rums. Seitdem wurde die Anzahl der Sitze kaum angepasst und das Kostenerstattungsverfahren für gesetzlich Versicherte ab 2017 deutlich verschärft. »Jedem sollte in diesem Moment klar sein, was Phase ist«, schrieb ich dazu auf meinem Blog. »Bis auf ... Moment ... den Pressesprecher des GKV-Spitzenverbandes: Der Therapieplatzmangel läge vor allem daran, dass die Therapeuten die schweren Fälle auf der Warteliste verrotten lassen, um sich gemütlich leichteren Fällen zu widmen. Mehr Kassensitze? Mehr Patienten. Mehr Patienten? Mehr Kohle. Meine Damen und Herren: Neben der anderen Großbaustelle ist diesem System Ihre mentale Gesundheit genau so viel wert wie die körperliche. Aber beschweren können Sie sich dann in achtzehn Monaten, wenn Sie (mit Glück) Ihren Therapeuten kennenlernen.«

Anstatt mich in meine Therapie zu stürzen, die mir dank Katharinas unbürokratischem Entgegenkommen viel schneller als anderen möglich war, kämpfte ich mich erst mal an den Systemfehlern ab. Ich glaube, ich tat damals alles, um nur nicht richtig anfangen zu müssen.

> »Sie hat in kürzester Zeit einen Beitrag über den Mangel an Therapieplätzen verfasst, der ein komplexes Thema auf knappstem Raum inhaltlich richtig und gleichzeitig emotional wiedergibt, das hätte ich nicht geschafft. Sie kann morgens kaum aus dem Bett aufstehen und weiß nicht, wie sie den Tag überleben soll, ist aber gleichzeitig in der Lage – neben allem anderen –, so etwas zu schaffen. Erkennt aber selbst nicht, was für eine Leistung das ist.«
>
> *Katharina, Psychotherapeutin*

Es fiel mir unglaublich schwer, mich auf die Therapie einzulassen, obwohl ich merkte, dass sie mir guttat. Es war einerseits faszinierend zu sehen, wie klar Katharina das verhedderte System Franziska durchleuchten konnte, andererseits machte es mir Angst, die großen, tief sitzenden Probleme anzugehen. Therapie »muss wehtun«, sagt Daniel Bröckerhoff immer. Ich weiß nicht, ob Katharina ihm da zustimmen würde, aber ja, Therapie ist fordernd. Ich hatte mir ein paar Kniffe und Tricks erhofft, um kurzfristig besser durch meinen Tag kommen zu können. Abends das Gefühl zu haben, irgendwo angekommen zu sein, irgendwas geschafft zu haben, mit mir und all meinen Fehlern in eine Balance zu kommen, aber wahrscheinlich war das zu kurz gedacht. Zu naiv.

Therapie ist anstrengend. Ich habe oft Termine verschoben, weil ich wusste, dass ich die Konfrontation mit mir selbst an diesem Tag nicht ertragen würde. Später hat mich dieses Versagen dann so wütend gemacht, dass ich mir fest mit den Fingernägeln in den weichen Winkel zwischen Daumen und Zeigefinger kniff. Ein Trick, den ich im Rahmen der Therapie als kurzfristige Reaktion auf meine unbändige Wut für mich entdeckte. Ich trage inzwischen einen Minizerstäuber mit einer Wasser-Tabasco-Mischung mit mir herum: Ein Sprühstoß auf die Zunge, und ich bin ganz schnell wieder zahm. Auch mir selbst gegenüber. Aber es sind eben nicht die oberflächlichen Tricks, es ist das ganze bröselige Fundament, das man auseinandernehmen und wieder zusammensetzen muss. Damit werde ich noch eine Weile beschäftigt sein. Zum Glück habe ich jemanden gefunden, der mir dabei hilft.

> »Franzi kommt immer wieder an einen Punkt, an dem andere resignieren oder hinschmeißen würden, und tut es nicht. Sie wühlt sich da durch und versucht, eine Lösung zu finden. Sie ist sehr verzweifelt, hat einen massiven Leidensdruck. Aber sie macht weiter und schafft es, dabei ganz Erstaunliches zu erreichen. Teilweise aber auch auf Kosten ihrer Gesundheit.«
>
> *Katharina, Psychotherapeutin*

Papa, hörst du mich?

Eine Sache, die mich immer wieder umtreibt, ist, dass mein Vater nichts mehr von meinem Leben in den letzten Jahren mitbekommen hat. Er ist gestorben, bevor ich Pflegeaktivistin wurde, bevor ich das Buch geschrieben habe, bevor ich im Frühstücksfernsehen saß oder auf der Bühne beim Deutschen Fernsehpreis stand. Ich denke gern daran, wie stolz er auf mich gewesen wäre. Wie er seine Kollegen daran erinnert hätte, den Fernseher rechtzeitig einzuschalten. Wenn ich einen meiner Social-Media-Beiträge anschaue, stelle ich mir vor, dass eines der tausend Herzen von ihm kommt, als ich auf der Bühne beim Fernsehpreis in das Publikum schaute, habe ich mir vorgestellt, dass eines dieser Gesichter seins ist, bin mit den Augen von Schnauzbart zu Schnauzbart gefahren, in der Hoffnung, dass dieser eine buschige braune, den ich so vermisse, darunter ist. War er natürlich nicht, aber es half. Irgendwo ist er noch, ich spüre es. Wenn ich im Podcast spreche, wenn ich vorlese oder interviewt werde, kann ich gar nicht anders, als mir vorzustellen, dass Papa zuhört.

Als ich ein Kind war, hat mein Vater meistens gearbeitet. Als Sanitärinstallateur hatte er von morgens bis abends zwischen Aschaffenburg und Frankfurt zu tun, bei Notfällen auch am Wochenende. Mein Vater sprang immer ein, wenn es etwas zu tun gab, er hat sehr viel gearbeitet. Wenn er abends spät nach Hause kam, lag ich oft schon im Bett. Manchmal sah ich ihn den ganzen Tag nicht.

Nach der Schule war ich meistens mit Mama, Oma, Opa und den Hasen allein zu Hause und habe sehnsüchtig darauf gewartet, dass Papas weinroter alter Mercedes vors Haus rollte. Dann schlug er mit Schwung die Fahrertür zu, stapfte die Treppe hoch und rief ein kräftiges »Hallo« in Richtung Küche, bevor er sich ins Bad verzog. Das Badezimmer war sein Happy Place, da konnte er die Tür abschließen und hatte seine Ruhe. Konnte in der *Sport Bild* blättern und eine rauchen – mein Vater hatte sich das Luxusrecht erkämpft, ausgerechnet im Bad qualmen zu dürfen. Eine Angewohnheit, die seine Töchter regelmäßig auf die Palme brachte. Wenn ich morgens zum Zähneputzen ins Bad kam und das nach kaltem Zigarettenrauch duftete, dann wusste ich: Papa war schon wach. Wochentags nahm er nach der Arbeit eine Dusche und zog sich einen bequemen Trainingsanzug an, der ihn – nicht ganz unabsichtlich – aussehen ließ wie einen Regionalliga-Coach. Mein Vater war ein eingefleischter Fußballfan und ist als junger Mann nur knapp an einer Profikarriere vorbeigerutscht. Wenn irgendetwas Emotion und Feuer in meinem Papa entfachte, dann war das Fußball. Als er wusste, dass ich mit einem Jungen schwanger war, setzte er von da an alle seine Tankpunkte in Fußbälle um. Mein Sohn hatte zehn glänzende Lederkugeln, bevor er überhaupt selbstständig den Kopf heben konnte.

Freitagabends nahm er sich eine Tasse Kaffee mit ins Bad und entspannte in der Wanne, bevor er sich zu meiner Mutter in die Küche setzte. Wenn er Glück hatte, gab es geschmorte Ochsenbäckchen, seine Leibspeise.

Mein Vater war, wie auch der Rest unserer Familie, niemand, der sein Herz auf der Zunge trug. Er hielt sich aus Familienkonflikten raus, wo er nur konnte, aber er strahlte etwas Gemütliches und Grundgutes aus. In seiner Anwesenheit fühlte ich mich wohl. Ich wusste, dass Papa, auch ohne viele Worte zu verlieren, auf meiner Seite stand, dass er, auch wenn er es nicht anprangerte, sah, was schieflief. Erst wenn Papa zu Hause war, war es mein Zuhause, selbst wenn das bedeutete, dass das Bad nach kalter Zigarette roch. Deswegen tat es umso mehr weh, als er an diesem verfluchten Tag im April 2017 für immer ging.

Ich habe mehr als sonst an ihn gedacht, als es mir schlecht ging. Wenn ich das Gefühl hatte, dass nur er mir helfen oder mich trösten könnte. Ich war vaterseelenallein. Aber war ich das wirklich? Manchmal fühlte es sich so an, als sei er im Raum. Nicht in dem Sinne, dass ich ihn sah, aber ich meinte, seine Anwesenheit spüren zu können. Ich wollte das genauer wissen. Die Spiritualität meiner Kindheit hat mich stark geprägt, nur fand ich sie nicht mehr in der Institution Kirche. Ich suchte in dieser Zeit intensiv nach einer Transzendenz, die sich in der Natur, im Universum, in energetischen Schwingungen manifestiert, und machte mich auf die Suche nach einem Medium, das einen Jenseitskontakt zu meinem Vater herstellen könnte. Gregor sagte ich davon erst mal nichts, er ist mit jeder Faser Realist. Wenn ich, mit kokelndem Salbei wedelnd, durchs Haus laufe, um die »dicke Luft« zu vertreiben, heult er auf wie ein gepfählter Vampir und flieht lachend nach draußen, bis der »Eso-Gestank« sich verflüchtigt hat. »Besser Salbei als Käsesocken!«, rufe ich dann und jage ihn mit dem Bündel durch den Garten.

Friederike Alice habe ich auf Instagram gefunden. Eines Tages stieß ich unter dem Stichwort »Seelen-Bindung« auf das

Profil des Mediums, las mich durch ihre Website, sah ihre Videos an und wusste, dass ich es mit ihr versuchen musste. Diese Frau richtet sich an Menschen wie mich, ihre Stimme und die Art, wie sie ihre besondere Verbindung zum Universum beschreibt, sprachen mich an. Ich wollte wissen, dass es meinem Vater gut geht, dass er mich sieht, dass er stolz ist auf das, was ich geschafft habe. Dass er meine Hand halten kann, wenn es mir schlecht geht, mir das Stofftaschentuch aus der Innentasche seiner Jacke reicht, wenn mir wieder mal viel zu schnell die Tränen kommen. Dass er mir sagt, wie wichtig es ist, auf der Welt zu bleiben. Für seine Kinder da zu sein. Dass ich es besser mache, als er es je konnte. Dass ich sein Tausendsassa bin.

Friederike Alice und ich verabredeten uns auf Zoom. Sie hatte mir zuvor gesagt, was ich erwarten konnte und was nicht. »Es ist individuell und einzigartig, so wie du und deine Beziehung zum Verstorbenen selbst. Was passiert, ist weder für mich noch für dich vorhersehbar.«

»Wird es gruselig?«, fragte ich sie.

»Nein und es spukt auch nicht. Ich bin – ohne Kugel, ohne Firlefanz, ohne jede Technik – das Medium, das euch einen Raum gibt. Für Verständnis, Liebe und Heilung. Nicht für Vorwürfe. Und nicht zum Abarbeiten eines Fragenkatalogs.«

»Wird mein Vater da sein?«, wollte ich wissen.

»Auch das kann ich nicht versprechen«, antwortete Friederike Alice. »Du kannst ihn einladen. Wenn er kommen will, dann wird er da sein. Ich stelle eine Brücke zu den Verstorbenen her, die dich erreichen wollen. Ich werde dir beschreiben, wen ich erfühle und sehe. Gib mir vorher keine Informationen. Je weniger ich weiß, desto besser kann ich den Menschen wahrnehmen.«

Ich musste kichern, als sie zur verabredeten Zeit auf dem Bildschirm vor mir auftauchte, ein schmales, kluges Gesicht mit Leonardo-da-Vinci-Locken, hellblauen Augen und perfekt geschwungenen dunklen Brauen. »Ob die Leute von Zoom wissen, dass sie nicht nur Menschen auf der ganzen Welt, sondern auch im Jenseits miteinander verbinden?« Sie lachte schallend: »Eine ganz neue Dimension der virtuellen Kommunikation!« Danach erklärte sie mir, dass Energie keine Begrenzung kenne, daher sei es egal, ob ich bei ihr sitze oder wir uns vorm Computer treffen würden. Friederike Alice hat etwas sehr Aufgeräumtes, Klares. Sie merkte, dass ich nervös war. »Du brauchst keine Angst zu haben, Franziska«, sagte sie und unterstrich ihre Worte mit den schlanken Händen. »Was auch immer passiert, du darfst dich freuen! Es wird warm, liebevoll und herzlich sein.« Ich lachte dümmlich, wie ich es tue, wenn ich nervös bin. Ich wollte ihr gern glauben, hatte aber eine Scheißangst.

Als Friederike Alice den Raum aufmachte, wie sie es nannte, nahm mein Vater meine Einladung an. Ich merkte es, während sie mir den Menschen beschrieb, der Kontakt aufnehmen wollte. Während sie im Detail das Karohemd, das er so gerne trug, seine ruppige, klotzige aber zugleich liebevolle Art ausmalte, überkam mich ein wohliges und vertrautes Gefühl. Ich konnte meinen Papa förmlich riechen, eine Mischung aus DuschDas und Zigarette. Sie war in ihren Beschreibungen so genau, dass es hätte unheimlich sein können – was es aber eben nicht war. Ich fühlte mich mit ihm verbunden, geliebt und getragen. Ich wünschte, ich wäre ihm in den 29 Jahren, die wir miteinander auf der Welt verbracht haben, so offen gegenübergetreten. Ich wünschte, ich hätte mit ihm reden können, wie ich es jetzt konnte. Ich wünschte, ihm wäre es möglich gewesen, sich mir gegenüber mehr zu zeigen. Aber ich hege keinen Groll. Dank Friederike Alice habe ich eine Verbindung zu meinem Papa gefunden. Eine, die tröstlich ist, eine, die mir immer wieder hilft, wenn ich ihn an meiner Seite brauche. Dann jammere ich und frage ihn: »Wo bist du, warum hilfst du mir nicht?« Und wenn ich die nötige Ruhe finde, gibt er mir einen Knuff in die Seite, und ich fühle, dass er da ist.

Mir hat die Psychotherapie geholfen, besser mit mir selbst umzugehen, aber auch meine Spiritualität hat mich weitergebracht, obwohl ich es zuerst gar nicht wahrhaben wollte. Ich bin mit ihr aufgewachsen, sie wurde nur anders genannt. Auch der Pfarrer in der Kirche war gewissermaßen hellsichtig, aber dessen Sinn für das Übersinnliche war in das Ritual der katholischen Kirche gepresst. Die Spiritualität, die Friederike Alice repräsentiert, ist für mich viel unmittelbarer, näher, wärmer und – das ist ganz wichtig – weiblich.

Ich besitze nicht die Fähigkeiten eines Mediums, habe Energien aber schon immer deutlicher spüren können als viele andere Menschen. Auch meine Oma und meine Mutter hatten oder haben eine besondere Sensibilität für Übersinnliches. Ich erinnere mich, wie meine Oma mich manchmal mit den Worten »Du hast den Buckel voll« begrüßte, wenn sie wahrnahm, dass ich negative Energien mit mir herumschleppte. Für meine Mutter ist diese besondere Wahrnehmungsgabe in ihrer Frömmigkeit und der Institution der katholischen Kirche gut aufgehoben, ich bin dabei, meinen eigenen spirituellen Weg zu gehen. Zu oft habe ich nicht hingehört, wenn ich etwas wahrnahm. Inzwischen weiß ich besser, was die Warnsignale, die mein Körper sendet, mir sagen wollen und wo ich Grenzen setzen muss. In der Nähe meines Zuhauses gibt es einen alten, wild überwucherten Privatfriedhof mit gusseisernen Kreuzen und einer schmiedeeisernen Krypta, der im neunzehnten Jahrhundert vom Besitzer eines wasserbetriebenen Eisenhammers im Spessart für sich und seine Familie angelegt worden ist. Es ist ein Ort, der mich als Jugendliche angezogen hat, weil er so verwunschen wirkte. Wenn ich dort war, hat mein Körper mir Warnsignale geschickt, meine Beine schwer werden lassen, mich förmlich weggedrückt. Etwas in mir ließ mich wissen, dass ich diesen Ort nicht betreten sollte. Tat ich das doch, ging es mir danach so schlecht, als hätte ich eine schwere Grippe durchgemacht. In einem Spessartsagen-Büchlein, das meine Mutter mir zu lesen gab, stolperte ich später über alte Gruselgeschichten, die sich um diese Orte ranken.

Es gibt Menschen, die mir Energie und Zuversicht schenken, wie Friederike Alice, wie meine Freundinnen und Freunde, doch es gibt auch diejenigen, die mir die Energie aussaugen, die ihren Ballast bei mir abladen und mich so leer und kraftlos zurücklassen wie dieser alte Friedhof. Trotzdem ziehen sie mich immer wieder an, und ich musste in den letzten Jahren lernen, mich von ihnen abzugrenzen. Im Kontakt zu meinem Vater finde ich einen Halt wieder, der mir in den Jahren seit seinem Tod fehlte. Vielleicht sogar mehr als früher, als er noch lebte. Mein Vater hat uns geliebt, das konnte ich immer spüren, aber er konnte es nicht zeigen. Konnte nicht über Gefühle sprechen.

An meinem achtzehnten Geburtstag hat er mich umarmt. Ganz fest. Es war die erste körperliche Zuneigungsgeste von meinem Vater, an die ich mich bewusst erinnern kann. Eine, die ich immer wieder in meinem Kopf abspiele. Erst legte er seine großen Hände auf meine Schultern, sah mir ins Gesicht und zog mich dann an sich. Zwei kleine Klopfer mit der rechten Hand, bevor er den Griff löste, mir zunickte und ins Haus verschwand, um nach dem Buffet zu sehen.

An meinem achtzehnten Geburtstag war ich schon Krankenschwester, ich hatte mich abgenabelt, hatte mein Leben im Griff. Auch wenn sie es nicht laut sagten – meine Eltern waren zum ersten Mal stolz auf mich. Für meine Mutter gab es vier tragende Säulen in der Gesellschaft: den Pfarrer, den Arzt, den Lehrer und die Krankenschwester. Dass ich hier nicht gendere, ist beabsichtigt. Meine Mutter wäre selbst gern Kinderkrankenschwester oder Erzieherin geworden, aber eine weitere Ausbildung nach der Schule empfanden ihre Eltern damals für eine Frau als Zeitverschwendung. Wenn ich jetzt sehe, mit wie viel Aufmerksamkeit und Fürsorge sich meine Mutter um alternde Nachbarn und kranke Freunde kümmert, weiß ich, wie glücklich ein sozialer Beruf sie gemacht hätte. Aber das war damals nicht für sie vorgesehen, und sie selbst hatte nicht den Mut oder den Willen, sich dagegen aufzulehnen.

Ich habe die Haltung und den Respekt meinem Beruf gegenüber meiner Mutter zu verdanken. Und einem Ereignis in meiner Kindheit, dass später immer gern herangezogen wurde, wenn es darum ging, deutlich zu machen, warum diese Berufswahl unausweichlich war. Ich bin zu jedem Arztbesuch meiner Eltern mitgegangen. Nicht weil ich musste, sondern weil es mich an diese Orte zog. Ich mochte den Geruch von Putz- und Desinfektionsmitteln, fand die Vorstellung, dass dort Menschen arbeiten, die »alles wieder gut« machen konnten, faszinierend. Einmal hatte mein Vater eine Riesenwarze mitten auf dem Scheitel, die er sich vom Hausarzt entfernen lassen wollte, seine achtjährige Tochter selbstverständlich im Schlepptau. Dr. Wagner setzte fachmännisch den chirurgischen Schnitzlöffel an, während ich danebensaß und beobachtete, wie Blut das Lochtuch tränkte. Der Arzt bemerkte meinen Blick. »Oh, ist dir das zu viel?«, fragte er besorgt. Ich registrierte seine Frage kaum, starrte ehrfürchtig auf den Blutstrom und flüsterte: »Geil ...«

2014, etwa um die Weihnachtszeit, klagte mein Vater über starke Rückenschmerzen. Niemanden überraschte, dass er sie hatte, höchstens, dass er darüber klagte: Mein Vater war ein hart arbeitender Mann in seinen Fünfzigern. Als es nicht besser wurde, ließ er sich überzeugen, den Radiologen aufzusuchen. Die Computertomografie ließ mein Vater in der örtlichen Klinik machen, in der auch Gregor und ich arbeiteten. Als Arzt hatte Gregor Einsicht in die Daten und rief mich an, sobald das Ergebnis da war. Mein Vater hatte erbeten, es von mir zu erfahren: Ich war Familie, ich hatte das Fachwissen, mir vertraute er. Die Rollen waren vertauscht, der Vater kam zum Kind, das Kind musste dem Vater die medizinische Zukunft vorhersagen. Ich hatte natürlich gehofft, dass es eine gute Nachricht sein würde, aber jetzt musste ich ihm die Hiobsbotschaft überbringen und war verzweifelt. Ich war damals schwanger mit meiner Tochter, was die Situation für mich noch schlimmer machte. In meinem Körper wuchs neues Leben heran, meinem eigenen Vater musste ich sagen, dass seine Tage gezählt waren. Er hatte Krebs, die Metastasen hatten sich schon im ganzen Körper ausgebreitet. Kurze Zeit nach meinem Telefonat mit Gregor stand mein Vater vor meiner Haustür und sagte »Und?«.

Ich konnte ihm keine Hoffnungen machen, und er wollte danach nie mehr darüber wissen, hat mich nie um Rat oder meine Einschätzung gefragt. Für ihn war das Thema abgehakt. Er würde sterben, viel früher als erwartet. Bis dahin aber würde er leben. Nach der Krebsdiagnose hat mein Vater zwei Jahre lang einfach weitergemacht, ich habe ihn nie klagen gehört. Er ist arbeiten gegangen, hat seinen Stammplatz an seinem Stammtisch eingenommen, bis es irgendwann nicht mehr ging.

Nach einer seiner letzten Operationen, ein paar Wochen, bevor er verstarb, lag er auf unserer Station. Ich glaube, er konnte spüren, dass die Menschen, die sich dort um ihn kümmerten, meine Wahlfamilie waren, dass er sich fallen lassen konnte, dass wir ihn, so gut wir es konnten, tragen würden.

Jeder verabschiedet sich anders von einem Menschen, der ihr oder ihm sehr nahesteht. Das habe ich oft beobachten können, wenn ich als Krankenschwester Sterbenskranke und ihre Angehörigen betreut habe. Es gibt zwei entscheidende Momente. Der eine, wenn klar wird, dass jemandem nicht mehr geholfen werden kann, der Moment, in dem die Hoffnung verschwindet. Und dann gibt es den Moment, wenn der Patient den letzten Atemzug nimmt. Oft nach einem langen Leidens- und Sterbeprozess.

Wir Pflegenden sind dann meist die ersten, die beim Verstorbenen sind, im Idealfall sind wir dabei, wenn es passiert. Leider ist das auf den überlasteten Stationen selten der Fall. Draußen auf dem Flur geht das Leben weiter wie gehabt, dieselben Geräusche, dieselben gehetzten Schritte wie vor ein paar Stunden, als dieser Mensch noch lebte. Aus dem Krankenzimmer aber ist ein Totenzimmer geworden. Wenn jemand stirbt, öffnen wir das Fenster. Nicht nur damit die »Seele hinausfliegen« kann. Es ist eines der Rituale, die ohne Worte bestätigen, dass es kein

Zurück mehr gibt. Wir entfernen die Zugänge für Infusionen oder Katheter und betten den Verstorbenen flach, schließen die Augenlider. Ich habe mir angewöhnt, meine Handgriffe zu kommentieren, so wie ich es tat, als dieser Mensch noch lebte. Das ist mein Abschied.

Dann kommt der schwierigste Part: die Trauer und der Schmerz der Angehörigen. Am Anfang meiner Zeit auf der Intensivstation war ich mit dieser Aufgabe überfordert. War meine Arbeit mit dem Tod des Patienten nicht beendet? War ich auf diese Situation vorbereitet? Welcher Handgriff sollte jetzt noch helfen? Ich schaute es mir bei den erfahrenen Pflegekräften ab. Ich hörte auf meine Intuition. Es gibt Gesten, die helfen, sie sind simpel, aber wirkungsvoll. Manchmal ist es ein Händedruck, manchmal eine Umarmung. Manchmal ein Stuhl, den man ans Bett rückt, eine Tasse Kaffee, die man vorbeibringt, oder eine Tür, die man schließt. Es ist vielleicht eine der wichtigsten Aufgaben in der Pflege, und sie hat nicht einmal direkt etwas mit dem Patienten zu tun, den wir versorgen. Die Pflege endet nicht mit dem Tod. Erst graute es mir vor dieser Aufgabe, später empfand ich sie als Privileg.

Als klar wurde, dass die Medizin meinem Vater nicht mehr würde helfen können, hatten wir das Glück, einen Platz auf der Palliativstation für ihn zu bekommen. Es tat nicht nur meinem Vater, sondern auch meiner Mutter, meiner Schwester und mir gut, zu wissen, dass er unter Menschen war, die sich mit dem Tod auskannten. Ein Ort, an dem die Leiden gelindert wurden, ein Ort, an dem die Pflegenden sich Zeit nehmen konnten für die Sterbebegleitung. In den letzten Tagen konnten wir ihn mit nach Hause nehmen, so wie er es sich gewünscht hatte. Vielen Menschen ist das nicht vergönnt.

Das »Danach« war die härteste Zeit für mich. Ich merkte, dass mir der tiefe Glaube meiner Mutter fehlte. Meine Mutter litt unter dem Verlust ihres geliebten Mannes, aber die Religion gab ihr Halt. Ich fiel ins Bodenlose, war wütend. Machte mir viele Vorwürfe. Es gab so viele Dinge, die ich ihm noch sagen wollte, noch von ihm wissen wollte, und jetzt war da dieses Nichts, diese riesige, klaffende Lücke. Mein Vater war ein beliebter Mann gewesen. Zu seiner Beerdigung reihte sich eine lange Schlange Menschen vor meiner Mutter, meiner Schwester und mir auf, um uns zu kondolieren. Ich drückte eine Hand nach der anderen, sah in mitleidige und mitfühlende Augen, aber irgendwann ging es nicht mehr, und ich rannte davon. Ich musste allein sein.

Jeder trauert anders, jeder leidet anders. Manche lautlos, andere schreien ihren Schmerz heraus. Die einen brauchen Distanz, die anderen Nähe. Das habe ich als Krankenschwester oft beobachtet. Im Umgang mit Angehörigen und Patienten kann ich spüren, was die anderen brauchen. Als es um meinen eigenen Vater ging, war ich hilflos. Ich verkroch mich, ich machte zu.

Es hat lange gedauert, bis ich einen Raum für meine Trauer fand, und ich musste dazu erst eine neue Verbindung zu meinem Vater aufbauen. Die Spiritualität, die ich über Friederike Alice entdeckt habe, hat mir dabei geholfen. Der Jenseitskontakt half mir nicht nur dabei, eine Verbindung mit meinem Vater herzustellen, er setzte darüber hinaus meine alltäglichen Probleme und Sorgen in Relation zu etwas viel Größerem. Immer öfter bin ich jetzt in der Lage, innezuhalten, die Welt und das Universum in seiner ganzen Weite und Schönheit wahrzunehmen. Wir leben in einem Paradies und bekommen es kaum mit! Diese andächtigen Momente, in denen ich mit mir und der Welt in Verbindung treten kann, waren vor Kurzem noch unerreichbar für mich, und ich bin dankbar, dass ich sie jetzt empfinden kann.

Lass mal drüber reden

»Herr Bröckerhoff, hattest du in deinem Leben schon mal das Gefühl, dass du in einer Situation stecktest, in der du dachtest: Scheiße, hier komme ich nie wieder raus.«

»Eine? (lacht) Ich habe seit Jahren das Gefühl, die reihen sich aneinander und überlagern sich teilweise auch. Also ja, kenne ich. Wieso, du auch?«

»Heute früh erst! Aber ich erinnere mich tatsächlich nicht, dass ich im letzten halben Jahr mal einen Tag hatte, wo ich nicht das Gefühl hatte: Heute geht die Welt unter.«

»Seit 'nem halben Jahr. Da haben wir angefangen, den Podcast zu machen. Darf ich da jetzt Parallelen sehen?«

»Nein, natürlich nicht.«

»Das ist lieb von dir, dass ich nicht deine größte Krise bin.«

Nach unserem Treffen beim Fernsehpreis blieben Daniel Bröckerhoff und ich in Kontakt. Ich war im Frühjahr 2021 angefragt worden, einen Podcast zu machen, und brauchte einen Sparringspartner. Ich wollte jemanden, der schnell, schlagfertig, nachdenklich und witzig ist und ernste Themen mit Leichtigkeit besprechen kann. Daniel! Er sagte glücklicherweise sofort zu. Daniel Bröckerhoff ist als NDR-Moderator und Journalist bekannt, ein schmaler Typ mit kurz getrimmtem Bart, im Fernsehen meist im Slim-Fit-Sakko oder seinem

Lieblingsjeanshemd zu sehen. Jemand, der mit dem ganzen Gesicht zuhört, die Augenbrauen ernst zusammen- oder überrascht abwechselnd hochzieht, was im Podcast leider nicht zu sehen ist. Daniel und seine Frau Annika sind Eltern von zwei pflegebedürftigen Töchtern, die ältere ist Autistin, und ihre jüngere Schwester hat eine angeborene Muskelschwäche. Wir haben schnell erkannt, dass es viele Themen gibt, mit denen wir beide persönliche Berührungspunkte haben und über die wir dringend sprechen wollten. Nicht nur miteinander, sondern für ein größeres Publikum.

Zu jedem Thema würden wir uns eine Expertin oder einen Experten dazuholen, so die simple Idee des Podcasts. Und da endet das »Simple« leider auch schon. Podcasts wirken so, als hätte jemand ein spontanes Gespräch mitgeschnitten und ausgestrahlt. Wie viel Arbeit tatsächlich dahintersteckt, war auch mir nicht klar gewesen. Wir sprachen über Familie, Kinder, Liebe, Hass und Tod, über Long Covid, Jenseitskontakte und die Klimakrise. Wir recherchierten Themen und Gesprächspartner, führten Vorgespräche, schrieben Exposés und Ablaufpläne. Dann wurde produziert, aufgenommen und geschnitten.

Angefangen hatten wir mit dem Projekt, kurz bevor ich meinen Tiefpunkt erreicht hatte. Eigentlich eine denkbar ungünstige Zeit, ich war allerdings fest davon überzeugt, dass es mir guttun würde, mein Themenspektrum über die Pflege hinaus zu erweitern, und dass mir das Projekt in dieser Phase Halt geben würde. Das tat es auch, insbesondere die Gespräche, die wir außerhalb des Podcasts führten. Daniel ist ein lebenskluger und warmherziger Mensch, der gerne redet und mir damals sehr geholfen hat.

»Lass mal drüber reden« war das Motto von »Böhler & Bröckerhoff«, und so starteten wir auch in die (vorerst?) letzte Episode:

»Na, dann lass mal drüber reden, oder?«, fragte Daniel.

»Auf jeden Fall«, antwortete ich.

»Was machst du in einer solchen Situation?«

»Ich habe unkonventionelle Mechanismen entwickelt. Ich schreie Bäume an, ich schlage sie gelegentlich auch mal, was ich nicht weiterempfehlen will. Ich mache es aber in der Regel mit mir selbst aus. Ich bin nicht der Typ, der drüber redet. Der jemanden anruft und ein Gespräch will. Ich höre dann ganz laut AC/DC oder Slipknot, setze mich irgendwohin und warte, dass es besser wird.«

»Ich finde es gerade schwierig, mir vorzustellen, dass du jemand bist, der nicht redet, wenn's dir schlecht geht. Du redest doch bestimmt selbst im Schlaf!«

»Das musst du meinen Mann fragen. Aber nein, diese Problembewältigung, die möchte ich nicht mit anderen teilen. Was ich ganz schlimm finde, schon als Kind, dann ist das, wenn mich jemand trösten möchte. Trost macht mich aggressiv. Das fühlt sich so an, als ob ich armes Hascherl jetzt gebobbelt werden müsste …«

»… Gebobbelt?«

»… Das vermittelt mir sofort ein ungutes Gefühl.«

#

»Du bist nicht gern das Opfer.«

»Nein. Als mein Vater gestorben ist, da wollten mir nach der Kirche alle kondolieren und sind tränenüberströmt mit offenen

Armen auf mich zugelaufen. In dem Moment hatte ich das Gefühl, die ersticken mich, die zerdrücken mich und machen mich kaputt. Und da bin ich weggerannt.«

Dieses kurze Gespräch leitete an einem Mittwoch im Januar 2023 die 34. Folge unseres Podcasts ein, bei der Natascha Kampusch zu Gast war. Kampusch wurde als Zehnjährige in Wien entführt, und es gelang ihr, sich 2006, nach achtjähriger Gefangenschaft, selbst zu befreien. Sie hat einen Albtraum durchlebt und sich dennoch nie in die Opferrolle begeben, was ihr viele zum Vorwurf gemacht haben. Mit ihr haben wir darüber gesprochen, welche Bewältigungsstrategien sie sich schaffen musste, um nicht unterzugehen. Sie beschrieb uns beispielsweise, wie sie kurz nach ihrer Befreiung feiern ging und dafür von der Öffentlichkeit abgestraft wurde. Jeder hatte eine Meinung dazu, wie sie mit ihrem Trauma hätte umgehen sollen, niemand konnte es ihr überlassen.

Ich musste lange über diese Sendung und über Natascha Kampusch nachdenken. Wir hatten noch nicht öffentlich angekündigt, dass es die letzte Folge von »Böhler & Bröckerhoff« sein würde. Daniel und ich waren beide beruflich, privat und gesundheitlich in einer fordernden Lebensphase, dazu kam, dass wir den Podcast finanziell nicht mehr stemmen konnten. Wir bekamen gutes Feedback, aber die Finanzierung deckte die Kosten nicht. Abgesehen davon, dass wir uns kaputtarbeiteten, zahlten wir auch noch drauf. Sosehr uns das Format am Herzen lag, wir mussten es auf Eis legen.

Doch nicht nur weil es die letzte Folge war, musste ich lange über diese Sendung nachdenken. Mir imponierte, dass Natascha ihre halbe Kindheit und Jugend absolut isoliert und manipuliert verbracht hatte und trotzdem einen derart starken

Charakter entwickelt oder sich bewahrt hatte. Dass sie sich ihrer eigenen Stärke bewusst war, obwohl der für lange Zeit einzige Mensch in ihrem Leben sie immer wieder zu brechen versucht hatte. Woher nahm sie die Kraft und Überzeugung, zu wissen, dass sie das Richtige tat? Dass nicht sie im Unrecht war, sondern die Gesellschaft, die sie in die Opferrolle drängen wollte? Gleichzeitig war sie in der Lage, sich ihre eigenen Überlebensstrategien während und nach der Entführung bewusst zu machen und an andere Menschen weiterzugeben. Was für ein Mädchen – was für eine Frau!

Vor der Aufnahme war ich so vermessen gewesen, zu denken, ich könne ansatzweise nachfühlen, was Nataschas soziale Isolation bedeutet hat. Das ist natürlich kompletter Unfug. Selbst wenn ich mich in meiner Situation isoliert und eingeengt fühlte – ich war nicht gefangen! Ich war frei, eigene Entscheidungen zu treffen. Aber die Art, wie sie ihr Schicksal verarbeitete und in die Hand nahm, beeindruckte mich sehr, und ich wollte mir davon etwas abschauen. Damals keimte der Gedanke in mir auf, dass es mir guttun würde, über das, was ich in den letzten Jahren erlebt hatte, zu schreiben. Und vielleicht würde das wiederum jemandem in einer ähnlichen Situation helfen. Ich habe aus dieser Podcastfolge sehr viel mitgenommen. Sie machte mir noch einmal deutlich, dass mir etwas Fundamentales fehlte: das Bewusstsein, gut zu sein, genug zu sein. Und dass ich lange brauchen würde, dieses Loch, in das mich die letzten Jahre geworfen hatten, zu füllen. Denn es ist eines, das es schon viel länger gibt – ich hatte mich bloß lange erfolgreich drum herumbewegt.

Daniel macht aus seiner eigenen Therapie kein Geheimnis. Er erzählte mir, wie lange sie dauert, wie anstrengend sie ist und dass sie der einzig richtige Weg sei. Er forderte mich immer wieder auf, mich stärker auf meine Therapie einzulassen, in die Wunden hineinzugehen und dem schmerzhaften Aufarbeitungsprozess nicht ständig mit Ablenkungsmanövern, meist in Form von noch mehr Arbeit, auszuweichen. Auch meine Idee, meine Erfahrungen in einem zweiten Buch aufzuarbeiten, hielt er für ein Störfeuer.

> »Das ist ein Überlebensmechanismus, der bei Franzi irgendwie funktioniert und bei dem sie einigermaßen stehen bleibt. In meinen Augen ist auch das Buch ein Projekt, in das sie sich stürzt, um sich von sich selbst abzulenken. Denn wenn du zu dir selbst kommst, stürzt du erst mal tief.«
>
> *Daniel, Journalist und Moderator*

Wir sind nicht immer einer Meinung, aber genau das macht unsere Freundschaft aus – und den Podcast. Ich hoffe sehr, dass wir eines Tages wieder daran anknüpfen können.

La Catrina

Ich habe eine komplizierte Beziehung zu meinem Körper, es hat lange gedauert, bis ich ihn lieb gewonnen habe. Ihn zu tätowieren, ist eine Art, ihn mir zu eigen zu machen. Das erste Tattoo habe ich mir ihm Stahlwerk in Aschaffenburg stechen lassen, als ich achtzehn Jahre alt wurde und keine Einverständniserklärung meiner Eltern mehr brauchte. Denn die hätte ich nicht bekommen! Zwei Engelsflügel über den Popo-Grübchen. Mit anderen Worten ein »Arschgeweih« der niedlicheren Art, für das ich mir selbst die Einverständniserklärung heute nicht mehr geben würde. Aber ich liebe es trotzdem. Es ist und bleibt ein Symbol für mein Davonflattern aus dem Elternhaus, meine neu gewonnene Unabhängigkeit.

Als Kind war ich eher mopsig und bin deswegen manchmal gehänselt worden. Sport war nicht mein Ding. In der Realschule wollte ich dann wie die anderen sein und habe versucht, abzunehmen und fitter zu werden. Seit meinem vierzehnten Lebensjahr bis heute schwankt mein Gewicht immer um etwa fünfzehn Kilo hin und her. Je nach Lebensphase nehme ich sie zu oder ab, daran habe ich mich gewöhnt. Ich habe Jeans in vier verschiedenen Hüftumfängen im Schrank und weiß, dass sie mir alle irgendwann wieder passen werden.

Mit neunzehn wurde ich regelrecht sportsüchtig, machte sogar einen Spinning-Trainerschein und kam vom Rad kaum mehr runter. Arbeiten, Gym, arbeiten, Gym – wenn es mir schlecht geht, neige ich zu Extremen. Ich wollte damals dringend so aussehen wie die Frau, mit der der Mann, den ich damals liebte, mich betrog. Unfassbar schlank und durchtrainiert – alles, was ich vor meinem Sportexzess nicht war. Ich habe mir selbst die Schuld daran gegeben, dass er fremdging, und versuchte, meinen Körper dem Bild dieser Frau anzupassen, damit er mich so ansah wie sie und mich wieder liebte. Ich war argwöhnisch mir selbst gegenüber und extrem diszipliniert. Ich dachte, dass wenn ich jede Zelle meines Körpers kontrollierte, ich auch die Situation – und mich – im Griff hätte. Mit der Wut und dem Selbsthass, mit denen ich monatelang in die Pedale getreten habe, hätte man – in Energie umgewandelt – wochenlang ein Mehrfamilienhaus mit Weihnachtsbeleuchtung versorgen können. Ich schrumpfte auf 57 Kilogramm, der Mann war dann trotzdem weg. Die Sportobsession blieb, bis Jahre später mein Sohn auf die Welt kam.

Mit den Kindern verschob sich der Fokus auf das, was mir wichtig war. Plötzlich merkte ich eine nie gekannte Kraft, die von meinem Körper ausging. Ich erinnere mich, wie ich mit meinem Sohn im Bett lag und ihn stillte, dieses gar nicht mal so kleine Menschlein. Ich sah ihn an und dachte: Du hängst hier an mir, isst von mir, und das ist alles, was du brauchst, dein Körper und meiner, wir schaffen das ganz allein. So eine Erfahrung macht demütig, und zumindest für eine Weile war ich gnädig mit meinem Körper. Doch das Leben in der Öffentlichkeit hat mich wieder angreifbar werden lassen, und ganz schnell stand auch er wieder unter Beschuss. Ich merkte, wie ich angeschaut und beurteilt wurde, oder las es ganz offen in Kommentaren. »Schwanger?«, »Wohlstandsbauch?«, »Sieht ganz schön fertig aus«. Ich selbst war in meiner Einschätzung mindestens genauso gemein, beobachtete mich täglich auf Bildern, die ich von mir machte, entschied, ob ich Filter benutzte oder nicht, versuchte, mich zu mögen, aber es funktionierte nur noch selten.

Ich merke, wie ich sehr sensibel darauf reagiere, wenn meine Kinder, insbesondere meine Tochter, etwas an ihrem Körper nicht schön finden. Ihre Ohren zu groß oder den Bauchnabel zu rund. Ich sage ihr dann, dass alles an ihr stimmt. Dass jeder Körper anders schön aussieht. Aber ich fürchte mich vor dem Moment, in dem sie mir nicht mehr glaubt. In dem sie im Internet Vergleichsmöglichkeiten und Ideale findet. Zwar gibt es auf Social Media den Trend zur Body Positivity, Body Diversity – aber, mal ganz ehrlich, es ist eben leider nur ein Trend, einer, der zurzeit auch schon merklich zurückgeht und wieder von den »skinny girls« abgelöst wird.

Ich habe lernen müssen, dass es darum geht, dass ich mich selbst mag. Dass ich nicht versuchen muss, jemand zu sein, den andere mögen. Die Tattoos sind ein Ausdruck davon. Sie sagen: Ich scheiß auf eure Ideale und Normen. Ich wollte offen zeigen, dass mich nicht interessiert, was sich gehört und was nicht. Auch das war eine Verarbeitung meiner früheren Erfahrungen, als ich immer das Gefühl hatte, dass ich mich anpassen müsste, um angenommen zu werden. Den Werten und Vorstellungen anderer Menschen entsprechen müsste. Meine Mutter findet die Tattoos schrecklich, viele finden sie schlimm, aber genau darum geht es ja. Ich habe zwar Gregor gefragt, ob er es okay findet, als ich nach den Flügeln mein nächstes, größeres Tattoo plante, doch ich hätte es wahrscheinlich auch gemacht, wenn er nicht einverstanden gewesen wäre. Er sagte aber sofort: »Mach das!«

Seitdem prangt auf meinem Rücken ein großer Kompass mit den Worten »Memento Mori«, über dem Norden prangt eine Krone, und um den Süden flattern Vögel, die stehen für Svenni. Mein Osten und Westen sind noch zu vergeben.

Wie kostbar ein Körper ist, egal welche Form er hat, merkt man so richtig, wenn er krank ist. Oder krank zu sein scheint. Im Januar 2022 hatte ich einen Vorsorgetermin bei meiner Gynäkologin. Seit ein paar Jahren lasse ich einmal im Jahr einen Brustultraschall machen, um auf Nummer sicher zu gehen. Diesmal merkte ich, wie meine Ärztin, nachdem sie wie sonst den Schallkopf über das Gel hatte rutschen lassen, an einer Stelle hängen blieb. Immer wieder fuhr sie langsam vor und zurück, um auf dem Bildschirm eine schwarze Stelle sichtbar werden zu lassen. In dem Moment war mir klar, was los war und warum unser Gespräch über die Weihnachtsferien ins Stocken geraten war. Mein Magen verkrampfte von einem starken Hier-stimmt-etwas-nicht-Gefühl. Und da sprach sie es schon aus: »Hier ist etwas, das da nicht hingehört, das müssen wir abklären lassen.« Genauer gesagt: eine Struktur, mit einem Umfang von über einem Zentimeter.

Als Krankenschwester hatte ich immer schon große Angst davor, auf der anderen Seite des Bettes zu stehen bzw. zu liegen. Diejenige zu sein, um die man sich kümmern muss, und nicht umgekehrt. Ich habe so viele Krebskranke gepflegt, so viele an dieser Krankheit sterben sehen. Auch junge Frauen und Mütter. Mit meinem beruflichen Hintergrund weiß ich, dass so etwas, wenn es wirklich Krebs sein sollte, schlimm ist. Ich hatte Beine wie Watte und bin mit meinem Überweisungsschein zur Mammografie aus der Praxis gelaufen. Es war halb zehn Uhr morgens, und ich konnte nur daran denken, dass ich jetzt am liebsten einen Obstler in mich reinschütten würde. Habe ich dann doch nicht getan, stattdessen rief ich Gregor an. Der fragte, wie immer nach einem Vorsorgetermin: »Und, alles gut?«

»Nein. Sie hat was gefunden.«

»Nein!«

»Doch.«

Zu Hause habe ich mir sofort einen Termin für die Mammografie gemacht und einen für die darauffolgende Woche bekommen. Sieben Tage sind schnell, da hatte ich Glück. Sieben Tage, an denen man an nichts anderes denken kann als an Operation, Chemotherapie und den Tod, sind unendlich lang. Ich habe mich sieben Tage lang verkrochen und so viel geschlafen wie nie. Ich habe mich vor meinen Gedanken verstecken wollen. »Die Kinder sind doch erst sechs und acht«, schoss es mir immer wieder durch den Kopf. Ich kenne die Zahlen. Bei rund 70 000 Frauen im Jahr wird ein Mammakarzinom festgestellt, bei 6000 weiteren eine Vorstufe zum Brustkrebs. Mit anderen Worten: Jede achte Frau in Deutschland erkrankt in ihrem Leben an Brustkrebs.[42]

Ich sehe die Frauen, denen wir Ports für die Chemotherapie einsetzen. Darunter sind viele junge, bei den meisten ist es Brustkrebs. Warum sollte ausgerechnet ich davonkommen? Ich habe damals meine Angst auf Instagram geteilt und viele aufmunternde und mitfühlende Nachrichten bekommen. »Mach dir keine Sorgen, es ist bestimmt nichts.« »Erst mal abklären lassen, nicht gleich ans Schlimmste denken.« Etwas, das ich mir selbst zu sagen versuchte und jeder Freundin genauso gesagt hätte. Ich musste es von außen hören, von vielen hören. Ich wollte mich aufgehoben und beruhigt fühlen.

Heute würde ich die Sorge um eine noch ausstehende Diagnose nicht mehr teilen. Ich suchte Trost – statt bei meinen Freunden und meiner Familie im Internet.

»Mit fast 19000 Todesfällen in Deutschland ist der Brustkrebs mit Abstand der effektivste Killer bei Frauen, das Prostatakarzinom beim Mann ist nicht mal ansatzweise vergleichbar«, sagt Professor Clemens Kaiser vom Uniklinikum Mannheim, bei dem ich nach einem unklaren Befund im Mammogram ein sogenanntes Mamma-MRT machen durfte.

Das MRT ist ein strahlungsfreies, radiologisches Verfahren der Brustdiagnostik. Damit können Mammakarzinome, bösartige Gewebeveränderungen und Tumore sichtbar gemacht werden, die in der Röntgenmammografie und im Ultraschall noch nicht zu sehen sind. Dieses Verfahren eignet sich laut einer Empfehlung der europäischen Leitlinie European Society of Breast Imaging insbesondere für Frauen mit dichtem Brustgewebe. »Bei diesen Frauen ist das Krebsrisiko leicht erhöht. Gleichzeitig ist die Beurteilbarkeit und damit die Möglichkeit mit bisherigen Methoden wie Röntgenmammografie und Ultraschall, Brustkrebs zu entdecken, deutlich reduziert, sodass hier viele Karzinome nicht oder zu spät detektiert werden«, so Clemens Kaiser in einem Interview[43] mit der Techniker Krankenkasse. Auch Frauen mit einem erhöhten familiären Risiko, einem Mamma-Implantat oder mit einem unklaren Befund beim gesetzlichen Screening würden die Voraussetzung für die Untersuchung erfüllen, die seit Sommer 2023 von einigen gesetzlichen Kassen übernommen wird.

»Franziska hat dichtes Drüsengewebe und daher keine guten Aussichten darauf, mit einem Mammogram eine effektive Aussage zu bekommen«, erklärte Kaiser, als wir ihn ein paar

Monate später als Gesprächspartner in den Podcast einluden. »Bei der dichtesten Kategorie verpasst man beim Mammogram, je nach Größe, bis zu sechs von zehn Karzinomen.«

In Mannheim wurde ich in Bauchlage mit *Blink-182* auf den Ohren in die Röhre geschoben. Die Brüste waren in einer dafür vorgesehenen Vertiefung abgelegt. Wenn ich nicht solche Angst gehabt hätte, hätte ich darüber lachen können. Das ganze Prozedere dauerte keine zwanzig Minuten, und noch am selben Tag kam die erlösende Nachricht, bei der sich jeder seit Wochen angespannte Muskel in meinem Körper schlagartig entspannte: Gutartig, kein Krebs, alles in Ordnung. Anstatt meinem Körper dankbar zu sein und ihn wie einen Tempel zu behandeln, habe ich in den Wochen darauf das Gegenteil gemacht und ihn wieder und wieder misshandelt. Mit zu viel Alkohol und zu wenig Schlaf.

Erst ein Jahr später begann ich, mich um mich zu kümmern. Ich mache Sport, weil es mir Spaß macht, ich habe einen Rhythmus, weil ich merke, dass er mir guttut. Ich lasse mich frühmorgens von Pares durch den Wald ziehen. Ich trinke noch immer gerne ein Glas Wein beim Kochen oder Essen, aber ich gieße mir nicht gleich eine ganze Flasche rein oder tarne ihn bei Videocalls mit der Kaffeetasse. Unter der Woche trinke ich gar nicht mehr.

Ich bin 36, ich will nicht für Victoria Secret in Unterwäsche über den Laufsteg laufen, ich will mich in meiner Haut gut fühlen.

Im Juni 2022 habe ich mir »La Catrina«, die mexikanische Grande Dame des Jenseits, auf den rechten Oberarm stechen lassen. Sehr groß und mit ganz viel Tinte. La Calavera Catrina ist ein weibliches Skelett mit elegantem Hut und in Mexiko ein Symbol dafür, den Tod als Teil des Lebens zu feiern. Meine Catrina ist kein Skelett, sondern ein schönes, wildes Mädchen, dessen Gesicht als Totenkopf geschminkt ist. Sie erinnert mich daran, mit meinem Vater in Kontakt zu bleiben, und ist ein Zeichen dafür, wie eng mein eigenes Leben und meine Arbeit mit dem Tod verbunden sind. Auf eine gute Art. Mir gefällt es, wenn sie bei einem seriösen Termin unter dem Blümchenkleid hervorlugt.

Ich mag es nicht, mit angezogener Handbremse zu fahren. Ich wollte nie der tote Fisch sein, der mit dem Strom schwimmt. Nie diejenige, die es aus Furcht vor Konfrontation jedem recht macht. Und wisst ihr was? Das fühlt sich richtig an. Nichts ist befreiender, als mal entschieden »Nein« zu sagen, wenn du einfach nicht das tun willst, was alle von dir erwarten. Die Welt ist voll von so vielen »Everybody's Darling«-Typen. Nicht diesem Bild zu entsprechen, das völlig fremde Menschen für dich festgelegt haben, fühlt sich großartig an. Mich selbst als oberste Priorität zu sehen und für die eigenen Bedürfnisse einzustehen, das musste ich lernen. Nicht ständig dieses: »Was sollen bloß die Leute sagen?«

Schwester Rosemarie

An einem Morgen Anfang 2023 wachte ich auf, machte wie ferngesteuert meinen üblichen Küchentanz zwischen Kaffeemaschine, Kühlschrank und Butterbrotdose, während das auf dem Küchenblock in eine Halterung geklemmte Handy die Szene wie selbstverständlich mitfilmte. Kurz bevor die Kinder aus den Betten kriechen, würde ich schon einen Zusammenschnitt mit einem tanzenden »Guten Morgen«-Schriftzug auf meinem Instagramaccount hochgeladen haben. Aber an diesem Tag kam es anders. Als ich mich zur Kaffeemaschine drehte, um die Tasse herauszuziehen, hörte ich eine dunkle, rauchige Stimme, von der ich fast vergessen hatte, wie sie klang. »Kranke können keine Kranken pflegen«, schepperte es. Ich blieb wie angewurzelt stehen. Wer sprach da mit mir?

Eine ältere Frau in gestärkter blendend weißer Schwesternkluft mit praktischem Kurzhaarschnitt und randloser Brille tauchte vor meinem inneren Auge auf. »Eine Kranke kann auch kein krankes Gesundheitssystem heilen, Franziska«, sagte die resolute Dame, die wirkte, als sei sie einer ZDF-Vorabendserie entsprungen. Aber ich kannte diese Person. Sie ist neben meiner Mutter eine der prägendsten Frauen in meinem Leben. Sie hat mich von einer verschüchterten Schwesternschülerin zu einer erwachsenen, selbstständigen und selbstbewussten Frau werden lassen. Sie war diejenige, die etwas in mir gesehen hat, das ich selbst nicht wahrnehmen konnte. Und sie war in der Lage, es aus mir herauszukitzeln. Mit liebevoller Strenge, mit Disziplin und mit unerschütterlichem Glauben an den Wert unseres Berufsstands. Schwester Rosemarie, meine Schulleiterin in der Pflegeausbildung. »Put yourself first!«, tönte es in meinem Kopf. Okay, das hätte sie so nicht gesagt, aber die Botschaft war klar: »Jemand, der am Boden ist, kann keine anderen Menschen motivieren«. Hier meldete sich jemand, dem ich zuhöre und vertraue. Schwester Rosemarie lebt heute nicht mehr, aber sie taucht dann und wann in meinen Gedanken auf, wenn ich das Vertrauen in mich selbst verliere.

Nicht alles an Schwester Rosemarie war rosig, einige ihrer Ansichten waren fest in anno Tobak verankert. Immerhin war sie neben ihrer Arbeit als Schulleiterin auch CSU-Ortsvorsitzende von Schweinheim. Aber das konnten wir Schülerinnen und Schüler bald herausfiltern. Ihre Autorität hatte etwas, das mir heute manchmal fehlt. Ihre klaren Prinzipien gaben mir Halt. Wir alle hatten ein bisschen Angst, aber vor allem Respekt vor dieser damals schon über Sechzigjährigen. In ihren Berufskunde-Stunden traute sich keiner von uns, auch nur auf die Uhr zu schauen!

Vor zwanzig Jahren, als ich in die Schwesternschule ging, war die Hierarchie im Krankenhaus noch stark patriarchalisch und bildungselitär geprägt. Ganz oben auf der Stufe stand der Chefarzt (so gut wie immer ein Mann), die Krankenschwester (nur in Ausnahmefällen ein Mann) stand ganz unten. Wie wichtig unsere Position, unser Wissen und unsere Arbeit in dem Zusammenspiel der Behandlung des Patienten sind, hat uns Schwester Rosemarie drei Jahre lang vom

Unter- bis in den Oberkurs eingebläut. »Ihr müsst selbstständig arbeiten. Eure Haltung und eure Meinung zählen, ihr lasst euch nicht einschüchtern, ihr seid dem Arzt nicht untergeordnet, ihr arbeitet mit ihm.« Ihre Predigt klingt mir noch heute im Ohr. »Und wenn ihr das Gefühlt habt, etwas stimmt nicht mit dem Patienten, traut eurem Instinkt und eurer Erfahrung. Sagt etwas!«

In gewisser Weise habe ich diese Lektion mit meinem Aktivismus an dem Intensivpatienten »Gesundheitssystem« angewandt. Ich sah, was schieflief, und hatte dank Rose, wie wir sie nach dem Abschluss manchmal nannten, den Mut, es laut anzusprechen. Ich habe dieser Frau so viel zu verdanken.

Einmal hatten wir Schülerinnen und Schüler uns Namenschildchen gedruckt und sie mit süßen Mäuschen oder Bienen verziert. Schwester Rosemarie ist ausgeflippt. »Nehmt diesen Mist und verbrennt das sofort!«, brüllte sie. »Wer soll euch denn ernst nehmen, wenn ihr es selbst nicht tut?« Wir fanden das damals absurd und haben sie nicht verstanden. Aber natürlich hatte sie recht: Wer sich kleinmacht, wer sich selbst verniedlicht, der wird auch so gesehen. Woran sie wiederum festhielt, war der Begriff »Krankenschwester«, der zu Beginn unserer Ausbildungszeit 2004 mit dem neuen Krankenpflegegesetz von der zeitgemäßeren Berufsbezeichnung »Gesundheits- und Krankenpfleger:in« abgelöst wurde. Schwester Rosemarie trug ihre antiquierte Berufsbezeichnung jedoch mit Stolz, und ich verstand, warum. Im Wort »Schwester« steckt das Solidarische des Berufs. Und das gilt nicht nur den Kolleginnen und Kollegen, sondern auch denjenigen gegenüber, die wir pflegen. Ich kann die Argumente, dass dem Begriff etwas Devotes anhaftet, nachvollziehen. Für mich galt das allerdings nie. Die Schwester, die diese Berufsbezeichnung für mich geprägt, sie mit Leben, Wissen und Relevanz gefüllt hat, war das Gegenteil von devot. Sie hat mich zur Krankenschwester gemacht, und die bleibe ich. »Was du verinnerlichst, trägst du nach draußen« – noch so ein Rosemarie-Klassiker.

Wir Pflegeschülerinnen und -schüler mussten damals schneller erwachsen werden als unsere Schulfreunde, die studiert haben oder eine Ausbildung im Büro machten. Wir haben Menschen um ihr Leben kämpfen sehen und unsere ersten Toten in die Pathologie gebracht. Wenn wir dann manchmal nach dem Dienstschluss einer Wochenendspätschicht in der Disco standen und mit den Aschaffenburger Studenten flirteten, flüsterte mir meine Freundin Annika ins Ohr: »Sag dem bloß nicht, dass wir noch vor einer halben Stunde in der Pathologie waren. Dann ist der Ofen ganz schnell aus.«

Nach der Ausbildung kam das erste richtige Jahr auf der Intensivstation, und genau wie ein Arzt oder eine Ärztin, die auf dieser Station anfängt, hieß es »learning by doing«. Und das so intensiv, wie der Name der Station es anklingen lässt. Man entwickelt ein »klinisches Auge«, lernt den Zustand eines Patienten anhand von Hautfarbe, Atmung und Bild der Netzhaut einzuschätzen, um daraus eine erste Diagnose abzuleiten. In vielen kleinen Einzelschritten tragen wir dazu bei, Leben zu retten. Wir sind keine Helden oder Einzelkämpfer, wir sind Teamplayer, die zusammen daran arbeiten, dass die Menschen, die auf unsere Station kommen, sie wieder verlassen können. Und zwar nicht in Richtung Pathologie.

Während ich an meine Zeit auf der Intensivstation zurückdachte, richtete sich meine Wirbelsäule wie automatisch auf. Ein warmes, wohliges und leicht aufgeregtes Gefühl durchspülte meinen Körper. Ein bisschen so, wie wenn man sich an seine erste große Liebe erinnert, die irgendwann vorbeiging – aus guten Gründen. Und so war es auch mit meiner Zeit auf der Intensivstation gewesen.

Ich nahm endlich die Kaffeetasse aus dem Automaten und setzte mich so auf die Küchenbar, dass der Po die Handykamera verdeckte. Für heute war die Sendezeit beendet. Ich dachte zurück an die Franzi, die ich vor zwanzig Jahren gewesen war. Die ihren Traumberuf gefunden hatte, eine Familie in ihrem Kollegium auf der Station. Die zum ersten Mal in ihrem Leben wirklich merkte, dass sie gebraucht wurde, dass sie Verantwortung trug, dass ihr Part, den sie im Gefüge einnahm, Menschen durch schwere Krisen hindurchhelfen konnte.

Trotz der Erschöpfung, der Frustration über die miesen Arbeitsbedingungen, der Wut auf eine Gesellschaft, die sich auf der uns unterstellten Nächstenliebe und Barmherzigkeit ausruht, war dies der Job, den ich liebte. Für dessen Wertschätzung ich kämpfte. Ich hatte damals, als die ersten Instagram-Posts so viel Resonanz bekamen, das Gefühl, dass ich etwas änderte, dass ich mit meiner Stimme helfen könnte, meinen Berufsstand aus dem Krankenbett zu hieven. Im Moment fühlte es sich eher so an, als ob man mich ins künstliche Koma versetzen sollte. Weg mit dem Schmerz, weg mit dem Bewusstsein.

Ich fühlte einen strengen Blick auf meiner Stirn ruhen. »Du kannst dich nicht ausschalten, so einfach ist es nicht. Du musst dich neu starten, dein Leben und deine Psyche ausmisten. Du musst heilen, um wieder helfen zu können.« Da war sie also immer noch: Schwester Rosemarie.

»Aber wer will meine Hilfe schon?«, rief ich ins Leere. »Niemanden interessiert mehr, was mit der Pflege passiert!« Ein

Schluck Kaffee. Die Beine gegen die Küchenschubladen baumeln lassen. Noch ein Schluck. »Ich habe keine Lust, ins Leere zu boxen. Ich habe keine Energie mehr, missverstanden zu werden, mich verteidigen und erklären zu müssen.«

Wir Frauen werden zu oft in Rollen gezwängt und fühlen uns dann so, als müssten wir zig verschiedene Facetten zeigen, um alle Ansprüche zu bedienen. Der routinierte Pflegeprofi in der Klinik, aber bitte nicht zu bossy, denn das könnte als Profilierung gewertet werden. Die liebevolle, fürsorgliche Mutter, aber bitte nicht zu häuslich, denn das ist wiederum unambitioniert. Die attraktive Ehefrau, aber bitte nicht zu sexy, denn das könnte ja nuttig wirken. Auf Social Media immer aktiv und meinungsstark, aber bitte alles *pro bono.* Und Care-Arbeit soll schließen auch mit Gotteslohn allein befriedigend genug sein. Keiner ist nur sexy oder nur häuslich. Jede ist in bestimmten Situationen und Stimmungslagen jemand anderes. Und manchmal hat man das Gefühl, dass man sich nicht einmal selbst richtig kennt. Aber: Das entscheiden wir. Umso absurder, dass Frauen immer noch abverlangt wird, die ständige Mitte zu sein. Die perfekte Balance zwischen sexy und keusch, liebevoll und streng, zwischen ambitioniert und selbstlos. Niemand hat das Recht darauf, an uns Erwartungen zu knüpfen. Und wir sollten solche Ansprüche auch nicht weiter bedienen.

Ich fühlte mich besser. Ich hatte eine halbe Stunde lang kein Handy in der Hand gehabt, nicht mal daran gedacht. Die Kinder kamen verschlafen in die Küche und stockten ungläubig, als sie mich untätig zwischen leeren Butterbrotdosen sitzen sahen.

»Könnt ihr heute mal selbst schmieren?«, fragte ich, und beide lachten. Was auch immer sie komisch fanden, das Kichern wirkte ansteckend.

»Darf ich dann Leberwurst und Nutella mit Streuseln draufmachen?«, fragte meine Tochter.

»Klar, mein Schatz.«

Während die Kinder eine Marmeladen-, Nutella-, Leberwurst-Schlammschlacht veranstalteten, versprach ich Schwester Rosemarie innerlich, dass ich etwas ändern würde. Mein Rückgrat wiederfinden, Haltung annehmen, ihre Botschaft weitertragen würde. Und vor allem, dass ich in meinen Job, den ich so liebte, zurückkehren würde.

Am 1. Februar 2023 war es dann so weit. Ich war aufgeregt, hatte etwas Sorge, wie mich meine Kolleginnen und Kollegen nach der langen Abwesenheit empfangen würden. Mein erster Einsatz war im OP-Zentrum, das bedeutet: grüner Kittel, grüne Hose. Darunter zog ich bunte knielange Stützstrümpfe an und steckte die Füße in pinke Clogs. Mähne unter das Haarband, darüber die grüne OP-Haube. Nicht das eleganteste Outfit, aber eines, in dem ich mich sehr zu Hause fühle. Der Operateur an diesem Tag war mein Chef Rolf. Er begrüßte mich mit einer festen Umarmung: »Willkommen zurück.«

Wiederbelebt

Mir ist es wichtig geworden, öffentlich Schwäche zu zeigen, um mich und Menschen, denen es ähnlich geht, zu stärken. Dieses Buch ist Teil dieses Prozesses. Doch obwohl ich mir die Blöße gebe, meine Sorgen oder Ängste mitteile, muss sich jeder bewusst machen, dass das nur ein Ausschnitt meines Lebens ist. Genauso wie die glücklichen Sekt-im-Pool-Bilder, über die sich so viele so gern aufregen. Alle, die auf Social Media präsent sind, zeigen nur das, was sie zeigen wollen. Und weil wir als Publikum mehr wissen wollen, füllen wir die Lücken großzügig mit dem, was wir uns denken.

»Was für eine tolle Ehe!«
»Wie kriegt die das alles hin?«
»Die hat aber auch Zeit für jeden Scheiß.«
»Arztgattin! Na also.«
»Als ob Social Media Arbeit wäre.«
»Warum jammert die so?«
»Hör doch auf, wenn du so überlastet bist.«

Hinter den fröhlichen Stories passieren Dinge, die ihr eben nicht sehen sollt. Und es passt auf Social Media, wie auch im echten Leben, nicht immer alles zusammen. Aber in diesem Hintergrund, der in den sozialen Medien nicht immer zu sehen ist, gibt es Menschen, die mich nicht aufgegeben haben. Die nächtelang bei mir waren. Ein Fallnetz gebaut, mich getröstet, Mut gespendet haben oder einfach nur da waren.

Der Enthusiasmus, den wir alle, die wir uns in der Öffentlichkeit für die Pflege starkgemacht haben, hatten, ist geschwunden. Es sind während Corona so viele Leute dazugekommen, die Medien haben dem Thema in dieser Zeit extrem viel Aufmerksamkeit geschenkt, und dann verpuffte es, und nichts änderte sich an der Misere. Vielen Akteuren, die während Corona auf den Zug aufsprangen, ging es mehr um die eigene Person als um das Thema. Das wird auch mir immer wieder vorgeworfen. Tatsächlich ging es mir nie ausschließlich um die Pflege, ich wollte immer auch zeigen, wer ich bin und für was ich mich außerhalb des Berufes einsetze und interessiere. Ich wollte so vollständig wie möglich sein. Nicht nur ein blauer oder grüner Kittel, sondern eine Frau, deren Leben man nachvollziehen kann.

Für uns, die schon seit Jahren dabei waren, unsere Kraft und private Zeit zu investieren, fühlte es sich so an, als würden wir doppelt verheizt. Erst von den Arbeitsbedingungen auf der Station, dann von dem Hype während Corona, der unsere Geschichten erst ganz nach oben spülte, Hunderte neue Pflegeprofile generierte, um dann zu einem Überdruss in der Öffentlichkeit zu führen und dem Thema den Wind aus den Segeln zu nehmen. Was soll ich sagen? Das macht müde. Wenn einem bewusst wird, wie viel geredet wird und wie wenig sich verändert, dann gibt es Tage, an denen man nur noch Fotos von Hundewelpen hochladen will. Klar, die helfen den Pflegenden nicht, endlich angemessen für ihre Arbeit bezahlt zu werden, aber in dem Moment machen sie zumindest mir und ein paar anderen gute Laune. Ich will mich dafür nicht entschuldigen müssen.

Ich gehöre zu den Leuten, die die Pflege in den Medien groß gemacht haben und dafür eine Menge Mist einstecken mussten. Wenn ich will, kann ich mir beim Kartoffelschälen eine Kamera auf den Kopf setzen und damit live gehen, das ist mir überlassen. Wem das nicht gefällt, der darf mir gern entfolgen. Wenn ich weiter über Pflegemissstände, über Long Covid und den Sinn von Vorsorgeuntersuchungen informiere und euch das nervt, auch dann – bitte schön, ein Klick, da ist die Tür.

Mein Ziel war, die Pflege zu verändern. Erreicht habe ich das nicht. Erreicht habe ich, dass jeder in Deutschland mitbekommen hat, wie mies es um unser Gesundheitssystem steht. Das war für mich aber immer nur der Weg zum eigentlichen Ziel: der große Aha-Moment, dem die gesellschaftliche Umwälzung folgt, und dann ein Systemwandel, eine bahnbrechende Gesundheitsreform, die sich nicht nur so nennt, sondern tatsächlich etwas verändert. Doch nichts davon ist passiert. Den Menschen, die in diesem Beruf arbeiten, geht es so dreckig wie vor sechs Jahren, als ich damit anfing, aufzumucken. Die Patientinnen und Patienten, die auf uns angewiesen sind, können froh sein, wenn sie überhaupt behandelt werden.

»Danke, dass du uns regelmäßig wütend machst«, so hatte mich Henriette Frädrich beim Geile-Uschi-Kongress im Oktober 2022 in Köln angekündigt. »Wütend auf die Umstände, die Katastrophen und Desaster unserer Zeit.« Das war zu einer Zeit, als ich bereits schwer desillusioniert war. In der ich gar keine Lust mehr darauf hatte, die Welt immer wieder aufzurütteln, meine Follower, Zuhörer und Leser wütend zu machen. Ich hätte mich damals am liebsten verkrochen. Aber hier war ich nun, als eine von elf »geilen Uschis«, die ausgesucht worden waren, weil sie, so die Beschreibung der Veranstaltung, anderen Frauen vorleben und beweisen, was alles möglich ist, wenn frau nur ihr Ding macht. Darunter Nadja Benaissa von den »No Angels«, die erzählte, wie sie ihre Alkoholsucht bekämpft hat, und die Autorin Miriam Stein, die wahnsinnig witzig und intelligent über die Menopause aufklärte. Und ich? Was hatte ich schon vorzuweisen. Tausendmal eine Wand hochklettern, um immer wieder hart auf dem Boden aufzuschlagen – war das eine Leistung? Als ich im pinken Sakko und mit weißen Turnschuhen die Bühne betrat, konnte ich meine Frustration nicht ganz verbergen. Ich bedankte mich für die Einladung, »die insofern ungewöhnlich ist«, sagte ich, »weil sich keiner mehr für das Thema Pflege interessiert«. So, da war es raus, und es tat gut. Ich erzählte von den zwei großen Momenten, in denen ich das Gefühl hatte, dass wir Pflege-Warrior tatsächlich das Gesundheitssystem ändern würden – der Aktion *#nichtselbstverständlich* von Joko und Klaas und der *Stern*-Petition. Ich erzählte, wie es sich angefühlt hatte, dass danach nichts geschah. Und dann passierte etwas Ungewöhnliches. Ich, die jede Rede haarklein plant und tausendmal vor sich hersagt, traute meinem Bauchgefühl, wich vom Plan ab und erzählte von dem Moment, in dem ich herausfand, wie wichtig der Beruf der Krankenschwester für mich ist. Erzählte von dem Moment, in dem mir es ein Patient wortwörtlich unter die Nase reiben musste. Und das am Tag meiner Kündigung.

Es war im September 2019, als ich vor der Spätschicht heulend meine Kündigung in den Briefkasten der Pflegedienstleitung warf. Ich bin dann auf die Station gegangen, um meinen Dienst anzufangen, habe mir die Tränen weggewischt und einen neuen Patienten von meiner Kollegin übernommen, die gerade ihre Schicht beendete. Der Patient war Anfang fünfzig und an der Bauchspeicheldrüse operiert worden. Es war eine lange OP gewesen, die er nicht gut weggesteckt hatte. Schon während des Frühdienstes baute er so stark ab, dass er wiederbelebt werden musste. Er war mir zugeteilt, ebenso eine ältere Dame, die sich das Bein gebrochen hatte und zur Überwachung da war. Der Mann, dem es so schlecht ging, musste irgendwann im Zehn-Minuten-Takt wiederbelebt werden, es war klar, dass ich für die ältere Dame keine Zeit haben würde. Wenn es ein guter Tag ist, dann können die anderen Pflegekräfte das auffangen. Wenn nicht, ist »Flugmodus« angesagt, und das über Stunden. Die Chirurgen haben dann zusammen mit dem gesamten Team beschlossen, dass man bei dem Patienten, der ums Überleben kämpfte, eine Thrombolyse machen würde, bei der das Blut stark verdünnt wird. Das haben wir gemacht – mit der Konsequenz, dass alles anfing zu bluten.

Die Ärzte beschlossen, eine Computertomografie zu machen, und ich sagte zu dem Anästhesisten: »Den kriegen wir doch niemals lebend ins CT.« »Ja«, sagte der, »die Chancen stehen nicht gut.« Wir mussten es trotzdem machen. Da er beatmet wurde, benötigten wir eine aufwendige Verkabelung, um ihn transportfähig zu machen. Wir entschieden, seine Angehörigen reinkommen zu lassen, denn die wussten nicht, wie schlecht es um ihren Mann und Vater stand. Ich holte die Ehefrau und die beiden Töchter aus dem Warteraum ab. Die Töchter waren in meinem Alter, die jüngere sah mich an und sagte: »Franzi, bist du das? Ich folge dir auf Instagram.«

»Ach du Scheiße«, dachte ich und schluckte. Das passte jetzt so gar nicht zum Ernst der Lage. Ich versuchte, so einfühlsam wie möglich zu erklären, was wir versuchten, um ihren Vater am Leben zu halten. Genau in diesem Moment klappte er uns wieder weg, und eine weitere Reanimation war nötig, weshalb die Familie aus dem Raum geschickt wurde. Die wussten gar nicht, wie ihnen geschah, es war fürchterlich, ihre Verzweiflung mit anzusehen. Junge Frauen, die zuschauen müssen, wie sie ihren Vater verlieren – das spült direkt die Erinnerung an den Tod meines Vaters hoch. »Und jetzt soll die Influencerin ihren Vater retten?«, dachte ich. »Das ist doch absurd!«

Unser Team machte sich mit dem Patienten auf den Weg in die Radiologie. Die Erschütterung durch die winzige Bodenwelle vor dem Aufzug reichte, dass es bei dem Vater wieder zu einem Kreislaufstillstand kam – wir hatten es in den ersten Stock geschafft, nur um ihn dort direkt wieder reanimieren zu müssen. Die Thrombolyse sorgte dafür, dass das feste Drücken noch mehr Blutfluss auslöste. Es war eine absolut gruselige Szene, und ich dachte die ganze Zeit nur: »Hoffentlich passiert jetzt mal irgendwas Gutes!« Ich konnte den Töchtern nicht mit dem Bild des blutüberströmten und ums Überleben kämpfenden Vaters im Kopf begegnen. Ich fühlte mich verantwortlich. Sie kannten mich doch! Währenddessen wurde der Patient immer blasser, ich konnte förmlich spüren, wie das Leben aus ihm herausschleichen wollte. In diesem Moment ging hinter uns die Aufzugtür wieder auf, und dahinter stand: die Familie des Mannes. Glücklicherweise aber auch ein weiterer Mann, der blitzschnell die Lage erahnte und wieder auf »E« für Erdgeschoss drückte, bevor die Frauen aus dem Aufzug treten konnten. Irgendwann konnten wir unseren Patienten stabilisieren, aber an ein Überleben bzw. Gesunden glaubte keiner von uns. Ich beendete meinen Dienst damit, dass ich bei meiner anderen Patientin, der älteren Frau, vorbeischaute, um die sich glücklicherweise meine Kolleginnen gekümmert hatten.

Als ich am nächsten Abend zum Spätdienst kam, war ich mir sicher, ein leeres Zimmer vorzufinden, aber nein: Er war da, und es ging ihm besser! Optimistisch war ich dennoch nicht. Wenn sich abends seine Familie von ihm verabschiedete, sagte ich immer: »Geht ruhig schlafen, wir passen gut auf ihn auf.« Ein Standardspruch im Nachtdienst, den ich aber sehr ernst nehme. Einige Wochen später verabschiedete ich mich von ihm und seiner Familie in den Urlaub und erwartete, dass seine Tochter mir in den darauffolgenden Tagen eine Nachricht schicken würde, dass ihr Vater es leider doch nicht geschafft habe. Das letzte Bild, das ich vor Augen hatte, war das eines bleichen, geschwächten Mannes mit Trachealkanüle. Das war im Dezember. Im Frühjahr dann hatte ich einen Brief im Briefkasten: Mein Patient lud mich zu einer Party ein! Eigentlich mische ich Privates und Berufliches nicht, aber diese Einladung rührte mich, und ich ging hin. Der Weg zum Garten war mit Fackeln gesäumt, dazwischen Leinwände mit Motivationssprüchen. Ich folgte den Fackeln, und plötzlich kam mir ein Mann mit einem Bier in der Hand entgegen und sagte: »Hallo, Franzi.« Ich stand wie angegossen da. Das war er, mein Patient, den ich zum letzten Mal im OP-Kittel mit Trachealkanüle im Bett habe liegen sehen. Vor mir stand ein Wunder, mir fällt keine bessere Beschreibung ein. In meinen dreizehn Jahren auf der Intensivstation hatte ich eine derartige Wandlung noch nie erlebt. Der Vater war wieder gesund!

Ein Jahr später im September klingelte es an meiner Tür, und die Familie stand mit Luftballons davor, um Danke zu sagen. Auch so etwas ist mir in den dreizehn Jahren auf der Intensivstation nicht passiert. Wir bekommen kaum mit, dass jemand gesund wird. Wenn sich ein Patient stabilisiert, wird er auf eine andere Station verlegt und verschwindet damit aus unserer Verantwortung und auch aus unserem Kopf, der nächste schlimme Fall wartet ja schon. Manchmal kommt jemand später noch einmal mit Blumen oder Schokolade vorbei, um sich zu bedanken, aber das ist die Ausnahme. Dass ausgerechnet mein letzter Patient auf der Intensivstation diese große Ausnahme war! Seine Heilung, seine Dankbarkeit, das rührte mich sehr. Wenn ich viel später daran zurückdachte, dann war es wie eine Botschaft, die mein Beruf mir mitgeben wollte. Das, was du machst, zählt. Falls du es bis heute noch nicht gemerkt hast, hier schicken wir dir jemanden, der es dir mit Ballons und Tamtam wortwörtlich unter die Nase reibt: Du bist gut.

»Ich sage manchmal zynisch, wenn mich die Rahmenbedingungen mal wieder aus der Reserve locken: ›Im nächsten Leben lern ich was Anständiges, so ohne Schichtdienst und mit Wertschätzung und so.‹ Und direkt danach kommt immer: ›Ah nee, gibt eh nix, was ich sonst machen könnte.‹ Warum? Weil es einfach nichts anderes gibt, was ich jemals tun WOLLEN würde. Ich denke, es ist ein Geschenk, wenn man einen Beruf ergreifen durfte, den man wirklich von Herzen liebt. Es gibt genügend Menschen, denen es nicht mal ansatzweise so geht. Und egal, wie die Umstände manchmal sind, ich weiß diese Tatsache sehr zu schätzen«, schrieb PiesePampel.

»Ich lag 2021 im Koma und insgesamt vier Wochen auf der Intensiv. Eine Schwester sagte in dieser Zeit zu mir: ›Sie werden uns schneller vergessen, als Sie denken!‹ Ich würde dieser Schwester soooo gerne sagen, dass ich sie nie vergessen habe! Ich kann mich nicht mehr erinnern, wie sie aussah (dank der ganzen tollen Medikamente), aber

> diese Menschen haben mir mein Leben gerettet!!!! Ohne sie gäbe es mich heute nicht mehr … oder wesentlich kaputter. Es belastet mich, dass ich es ihr nicht sagen kann, deshalb dachte ich, schreibe ich es hier für alle: Ihr werdet nicht vergessen! Wir sind euch für euren Einsatz superdankbar! Dank euch können wir leben/überleben!!«, schrieb Sternschnuppe362.

Sowohl als Krankenschwester als auch als Pflegeaktivistin konnte ich meine Erfolge selbst nicht mehr wahrnehmen, es fällt mir auch heute noch schwer. Die Patienten, die ich pflege, denen wir auf der Intensivstation gar nicht so selten das Leben retten konnten, verlassen die Station, sobald es ihnen etwas besser geht, um Platz für die nächsten schweren Fälle zu machen. Ihre Erfolgsgeschichte wird schon im selben Moment vom nächsten Schicksal überlagert, sodass ein »Danke« oder ein Innehalten selten in den Betriebsablauf passt oder von uns kaum gehört wird. Mal abgesehen davon, dass viele der wirklich kranken Patienten entweder so sehr mit ihrer Angst und ihren Schmerzen beschäftigt oder so benebelt vom Schmerzmittel sind, dass sie sich später kaum mehr an diese schreckliche Zeit, geschweige denn die Menschen, die den Tropf angehängt oder sie in den OP geschoben haben, erinnern können oder wollen.

Das Gute, das ich mit meinem Aktivismus bewirkte, war und ist für mich ebenso unsichtbar. Manchmal sieht ein Erfolg nicht so aus, wie man ihn sich vorstellt. Das große politische und gesellschaftliche Umdenken, der dankbare, geheilte Patient oder die Mutter, die der Tochter endlich sagen kann, wie stolz sie auf ihre Kleine ist. Er ist weniger gut sichtbar, aber nicht unbedingt kleiner.

Er steckt in Gesten, die ich erst einmal wieder erkennen lernen muss. Und in einem neuen Blick auf ein Berufsfeld, dessen Wert sich nicht in Gesetzen oder Zahlen ausdrückt, sondern darin, dass jemand erkennt, wie wichtig und großartig der Pflegeberuf ist. Bei meinen Vorträgen oder Lesungen stehe ich oft im direkten Kontakt zu anderen Pflegenden, die im Anschluss an die Veranstaltung auf mich zukommen oder mir eine Nachricht hinterlassen. Als ich im November 2023 in Jena aus meinem ersten Buch las, habe ich davon erzählt, warum mir mein Job als Krankenschwester so wichtig ist und er mir insbesondere in der Zeit, in der es mir so schlecht ging, mehr Zuversicht und Halt gegeben hat als vieles andere. Warum es so entscheidend für mich war, nach der Pause zurückzukommen. Am nächsten Tag schrieb mir Stephie:

> »Deine Worte gestern haben sehr viel bewirkt. Aufgeben ist keine Option, denn der Beruf ist einfach schön, und man sollte sich viel mehr auf die kleinen, dankbaren Gesten konzentrieren, als sich nach einer zig-stündigen OP zu fragen, wofür wir das alles getan haben. Wir sollten in dem Moment unser Bestes geben und nie den Mut verlieren. Und dies an den Nachwuchs weitergeben.«

Ein anderer Gast schrieb:

> »Bleib so, wie du bist, und mach bitte weiter. Es ist toll, wie du die Pflege beschreibst. Ich bin Praxisleiter und merke so sehr, wie monitorbasiert inzwischen gearbeitet wird. Der Blick fällt immer seltener auf den Patienten. Daher finde ich deine Beschreibung der Pflege mit allen Sinnen – Riechen, Fühlen, Sehen und Hören – so wichtig.«

Ich habe meine Erwartungen heruntergeschraubt. Wenn ich anfangs dachte, dass wir Berge bewegen oder zumindest Gesetze ändern könnten, dann wurde ich enttäuscht. So viele engagieren sich inzwischen für die Pflege, machen Missstände öffentlich, klagen an, werden laut, und trotzdem hat sich so gut wie nichts verändert. Als am Anfang der Pandemie Pflegende zu Heldinnen und Helden stilisiert wurden, jeder sich dafür interessierte, wie die Arbeit im Krankenhaus oder im Pflegeheim aussieht, uns so viel Aufmerksamkeit geschenkt wurde wie nie zuvor – da dachte ich, der Knoten sei geplatzt und der Gesellschaft die Augen geöffnet worden für das, was bei uns schon seit Jahren im Argen lag. Aber ich hatte mich getäuscht.

Die Menschen hatten keine Angst mehr, jeden Moment sterben zu müssen, sondern konnten das Sterben wieder denen überlassen, die gerade dran waren. Sie kehrten zurück zum »Schlimm, aber wird mir schon nicht passieren«, und damit hatte sich die Sache. Dann sind die anklagenden und streikenden Pfleger keine Helden mehr, sondern lästig und melodramatisch. Auch über die jungen Erwachsenen, die für mehr Bewusstsein unserer kaputten Erde gegenüber demonstrieren gehen, macht man sich lustig oder zeigt sich von ihnen genervt. Meine Enkelkinder wird das wahrscheinlich umbringen. Eure auch.

Solange wir frische Luft zum Atmen haben, gibt's nichts zu beklagen, solange wir gesund sind, interessiert uns das Thema Krankheit nicht. Immerhin wohnen wir in Deutschland, da wird man sich doch auf gewisse Dinge verlassen können.

Nein, das kann man nicht. Und die, die es sehen wollen, wissen, dass es hinter den Kulissen gewaltig bröckelt. Wir alle sollten für ein besseres, humaneres Gesundheitssystem und für den Klimaschutz kämpfen. Denn an diesen beiden Themen kommen wir nicht vorbei. Keiner und keine von uns. Vom Bettler bis zum Millionär, vom Ungeborenen bis zum Greis. Öffnet eure Augen, seid ein bisschen empfänglich für das, was für uns alle am wichtigsten sein sollte. Unsere Gesundheit und diejenigen, die sie schützen. Der Planet, auf dem wir leben, und diejenigen, die ihn zu retten versuchen.

Die Erfahrungen, die ich in den letzten Jahren gemacht habe, haben mich meinen Beruf wieder neu lieben lernen lassen. Ich war gezwungenermaßen in der Lage, ihn aus der Patientenperspektive wahrnehmen zu müssen. Nicht als Angehörige, wie damals bei meinem Vater, nicht als Intensivpatient, auch wenn nicht viel dazu gefehlt hat – aber als jemand, der Hilfe braucht. Jemand, der krank ist, jemand, der Angst hatte, schwer krank zu sein. Wer heute 35 ist, wird im Jahr 2055 im Rentenalter sein. Wenn man sich ausrechnet, dass schon bis 2030 etwa 180 000 Pflegekräfte fehlen werden – wie viele werden es 25 Jahre später sein? Es tut so weh, dass niemand in der Politik hören und handeln wollte, als es eine Chance dafür gab. Schlimmer noch: 2023 wurde beschlossen, den Gesundheitsetat um 33 % zu kürzen.[44] Auch von den hundert Millionen, die Karl Lauterbach auf einer Veranstaltung der *Zeit*[45] für die Long-Covid-Forschung angekündigt hatte, sind nur sechs Monate später im Gesundheitsetat für 2024 bloß noch vierzig Millionen zu finden.[46] »Das Teuerste wird sein, wenn wir nichts tun«, begründete er selbst auf ebenjener Konferenz die höhere Summe. Ach, es tut so weh.

Mich ärgert, wenn unser Beruf kleingemacht wird, manchmal auch von denjenigen, die ihn ausüben, die ausbilden, und selbst von denen, die Menschen für ihn anwerben. Ich möchte, dass allen klar ist, welchen Respekt diese Aufgabe und die Menschen, die sie wahrnehmen, verdient haben. Wie viel Wissen, Kompetenz, Fingerspitzengefühl und Erfahrung nötig sind, um ihn gut zu machen. Die Menschen, die das draufhaben, haben bessere Arbeitsbedingungen und eine bessere Bezahlung verdient. Sie verdienen fähige und motivierte Kollegen.

Besonders aber hoffe ich, dass ich jemanden da draußen ermutigen konnte, laut zu werden, wenn etwas nicht stimmt. Zu sagen, wenn es ihnen schlecht geht. Und dass sich insbesondere junge Frauen trauen, statt auf verstaubte Konventionen und giftige Vorurteile lieber auf ihren Bauch, ihr Herz und ihren schlauen Kopf zu hören.

Post aus der Zukunft

Kürzlich kam Gregor mit zwei Kartons aus der Garage. »Kann das weg? Ich brauche Platz für die Mountainbikes.«

Ich nahm ihm die Kisten ab und wollte nur eine kurze Stichprobe vornehmen, bevor sie ins Altpapier gingen. Alte Postkarten, Schulhefte, Comics, Notizbücher. Ich bin nicht sentimental. Wer so viel Kram zugeschickt bekommt wie ich in den letzten vier Jahren, muss radikale Verwertungsstrategien finden, um nicht in einer Lagerhalle leben zu müssen.

Ich zog eine blaue Mappe heraus, die mir bekannt vorkam. Tatsächlich, es war die Andenkensammlung, die meine Mutter erst im Frühjahr vorbeigebracht hatte. Wie war die schon in der Kiste gelandet? Ich nahm die Mappe und machte es mir in der Küche gemütlich. Fotos aus einer anderen Zeit fielen mir entgegen. Franzi mit sonnenverbrannter Nase und Push-up-BH, Franzi mit zu einer dünnen Linie gezupften Augenbrauen, Franzi mit Bennie, dem Beagle, unserem Familienhund. Bennie hatten meine Schwester und ich ohne die Erlaubnis unserer Eltern zu uns geholt, nicht ahnend, dass der Kleine später zu einer wichtigen Stütze meiner Mutter werden würde, als ihr Mann und ihr Vater im selben Jahr starben und Bennie und sie allein im großen Haus zurückließen.

»Was ist jetzt mit dem Kram?« Gregor, offensichtlich im Aktionsmodus, kam mit verschwitztem T-Shirt um die Ecke.

»Ich brauche noch ein bisschen. Lass die mal hier stehen.«

»Gut, aber dann kümmere du dich darum, ich fahr die erste Ladung jetzt zum Container.«

»Jahaa«, sang ich ihm abwesend hinterher, denn ich war gerade auf Zeitreise.

Zusammengetackert, schwarz auf weiß – als Nächstes zog ich die Abschlusszeitung meiner Realschule aus dem Karton. Auf der Seite, die mir gewidmet ist, sieht man ein nettes blondes Mädchen, dem jemand mit Filzstift einen Heiligenschein um den Kopf gemalt hat. Hinter den Schultern ragen Flammen hervor – oder sind das Engelsflügel? Wie haben mich meine Mitschülerinnen damals eigentlich wahrgenommen? »Redet gern mit Pferden«, steht da. »Wurde um 23:30 in Sulzbach auf einem Blumentopf abgesetzt (und dort in kritischem Zustand allein gelassen)«. »Spitzname: Franz«, das hatte ich fast vergessen. »Drei Wünsche: Nie wieder Mathe, gutes Geld verdienen und meine Freunde für immer behalten.« In der Kategorie »Zukunft« steht, dass ich Kinderkrankenschwester werden will. Daraus wurde dann die Intensivstation. Meine Version des Berufswunsches meiner Mutter.

Gutes Geld und Krankenschwester, das passt ja leider nicht zusammen. Entgegen aller Regeln hatte ich es dann aber doch wahr gemacht, dachte ich. Und zwar nicht, weil ich einen Arzt geheiratet habe, ich verdiene mein eigenes Geld. Das nächste Foto, das mir in die Hand fällt, ist aus derselben Zeit. Ein süßer Teenager, lächelnd, leicht verschüchtert dreinblickend, die Hände im Schoß verschränkt, die Augen mit dickem, schwarzem Kajalstift umrandet. Ein T-Shirt mit der Aufschrift »Baby«, eine dünne Goldkette mit Kreuzanhänger. Ich erinnere mich, wie ich damals war. Ich war beides: draufgängerisch und extrem unsicher. Ich wusste, dass bald ein neuer Lebensabschnitt beginnen würde, und war bereit, mit dem Kopf durch die Wand in meine Freiheit, in meinen Traumjob zu gehen. Endlich zu Hause ausziehen, selbstständig sein, mich neu erfinden. Menschen treffen, die noch kein Bild von mir haben. Lernen, arbeiten, gebraucht werden! Aber auch und vor allem: riesige Angst davor, zu versagen.

Ich würde dieser sechzehnjährigen Version von mir so gern sagen, dass sie sich nicht vor dem Leben fürchten soll. Dass sie sich den Mut erhalten soll, Dinge anzugehen, die erst mal zu groß erscheinen. Will ihr sagen, dass sie sich weniger Gedanken darüber machen soll, was andere über sie denken, und mehr in sich hineinhorchen soll, wie sie sich selbst sehen will. Will sie davor bewahren, sich anpassen und verdrehen zu wollen. Ja, ich würde ihr wünschen, dass sie den Typen, für den sie denkt, zehn Kilo abnehmen zu müssen, nie kennenlernt – aber lieber noch, dass sie weiß, dass sie ihn und die anderen, die sie enttäuschen werden, hinter sich lassen wird, um auf denjenigen zu treffen, der sie liebt, sie schätzt, ihre Stärken erkennt und ihr zeigt, dass er für sie da ist, wenn es darauf ankommt. Ihr werdet zwei gesunde, tolle und komplett unterschiedliche Kinder zusammen haben, du wirst erst mit deiner Mutterrolle hadern, bis du sie für dich selbst definierst und sie dir die glücklichsten Momente in deinem Leben schenkt.

Du wirst deinen eigenen Vater begraben müssen, bevor du dich ihm gegenüber wirklich öffnen konntest. Diese Erfahrung wird dich entwurzeln, aber du wirst einen Weg finden, ihm nahe zu sein, wenn du ihn brauchst. Ich will meinem sechzehnjährigen Ich sagen, dass es sich nicht entmutigen lassen soll, wenn Dinge mächtig schiefgehen. Niemand hat dir als Kind beigebracht, stark zu sein und deinen eigenen Wert zu kennen. Doch du wirst all das in dir selbst und in Menschen finden, die du erst noch kennenlernen wirst. Es wird eine Zeit geben, in der du das nicht wahrnehmen kannst, weil du nur noch das Schlechte siehst. Eine Zeit, die wehtun wird. Du wirst in ein tiefes Loch fallen. Du wirst morgens nicht mehr aufstehen wollen, du wirst dich selbst nicht mehr kennen. Und dann werden diese Menschen ein unsichtbares Netz knüpfen, das dich auffängt und hochhebt, bis du wieder mit beiden Füßen auf dem Boden stehst. Sie werden sich wie die Familie anfühlen, die du vermisst hast.

Hab keine Angst vor der Ausbildung. Ja, du wirst durch eine harte Schule gehen, aber sie wird dich darin bestätigen, dass du den richtigen Weg eingeschlagen hast. Du wirst sie sogar als Klassenbeste abschließen! Dein Beruf wird dich fordern, erfüllen, an deine Grenzen bringen, und du wirst dafür kämpfen, dass du und alle anderen ihn mit Würde ausführen könnt.

Du wirst auf den größten Bühnen Respekt für eure Profession einfordern und damit vielen Menschen aus der Seele sprechen. Du wirst ein Buch schreiben. Du wirst zwei Bücher schreiben! Du wirst Wellen schlagen und irgendwann lernen, auf ihnen zu surfen, statt dich von ihnen umwerfen zu lassen. Eigentlich möchte ich der kleinen Franzi vor allem sagen, dass sie gut genug ist. Und dass ich stolz auf sie bin.

Ich schaue von dem Foto hoch, dass ich noch immer in der Hand halte, und richte nachdenklich den Blick aus dem Fenster, nur um im nächsten Moment wie von der Tarantel gestochen aus dem Stuhl zu fahren. Mein schnuckeliger Nachwuchs hat die letzten 45 Minuten damit verbracht, circa fünfzig Meter Asphalt vor unserem Haus mit Pimmeln zu verzieren. Penisse in Pink, Grün, Gelb, Blau. Große, kleine, krumme, gerade.

»Aaaaahhhhhh!!!«, schreie ich und muss innerlich fiepen vor Lachen. »Seid ihr wahnsinnig? Das macht ihr sofort weg!«

»Aber es war so viel Arbeit, Mama!«, sagt der Große und meint es ernst.

»Habt ihr noch alle Tassen im Schrank, wie kommt ihr denn auf so eine dumme Idee?«

»Finden wir lustig, Mama!«, ruft die Kleine.

»Wisst ihr, was ich lustig fände? Wenn ihr jeden einzelnen Pimmel in ein Herz verwandelt.«

»Nicht fair«, meckern beide.

Sie hören an meiner Stimme, dass Gegenwehr zwecklos ist, und machen sich mit ihrem Kreide-Eimer an die Arbeit. Zur Aufmunterung legen wir nach einer halben Stunde eine Eis-Pause ein, und danach helfe ich mit, bis auch die letzte Genitalienkritzelei in ein Herz verwandelt worden ist. Eine Beleidigung in Länge eines Sattelschleppers ist zu einem Liebesbrief an unser Zuhause geworden.

»Kitschig«, konstatiert der Große.

»Schööön«, findet die Kleine.

Als ich später beim Kochen aus dem Fenster schaue, leuchten die bunten Herzen in der Abendsonne. Passanten, die vorbeigehen, freuen sich über die liebevolle Botschaft. Dass darunter Penisse versteckt sind, wissen nur wir drei. Manchmal ist es so einfach, die Vorzeichen zu ändern.

Wenn ich auf die letzten Jahre zurückschaue, fühle ich mich nicht mehr gelähmt und eingekesselt. Ich bin an einen Punkt gekommen, an dem ich Lehren aus der Zeit ziehen, über manche gemeinen Kommentare sogar lachen kann. In

Das kleine Buch vom Vergeben von Kitty Guilsborough bin ich auf einen Satz gestoßen, den ich nicht mehr vergessen kann. Sie schreibt, dass der Leser, der zu ihrem Buch gegriffen hat, damit eine Entscheidung getroffen habe. Für das Jetzt, gegen das Damals. Gegen die Story über den Schmerz und für die zahlreichen anderen Geschichten, die erzählt werden können.

Mein eigenes Buch handelt vom Schmerz, weil ich ihn sichtbar machen wollte. Es endet damit, dass ich mich ihm nicht ergebe, mich nicht von der Angst vor ihm erdrücken lasse, sondern ihn als einen Teil meiner Geschichte annehme. So wie ich als Krankenschwester eine professionelle Distanz bewahre, um diesen Job überhaupt ausüben zu können, so musste ich mir auch in anderen Bereichen meines Lebens – als Freundin, als Mutter, als Ehefrau und vor allem als öffentliche Figur – einen Schutzraum schaffen, um funktionieren zu können. Ich bin dabei, meine Kraft zurückzugewinnen, und bin wieder in der Lage, das Gute zu sehen, statt nach dem Schlechten zu suchen. Ich bin beim Sturz aus den Wolken auf die Füße gefallen. Das habe ich vor allem meiner Familie und meinen Freunden zu verdanken. All den Menschen, die dabeigeblieben sind, dass irgendwo hinter der fremden Hülle eine Franzi steckt, die sie mögen und an die sie glauben. »Unser Selbst besteht aus verschiedenen inneren Anteilen und sozialen Rollen, die sich ähnlich sein, aber auch stark voneinander unterscheiden können. Jeder dieser Anteile kann auch unterschiedliche Bedürfnisse und Wertvorstellungen haben«, erklärt die Psychologin Nesibe Özdemir. »Manchmal stehen unsere inneren Anteile auch im Konflikt zueinander, sodass wir eine Art inneres Gerangel empfinden. Nicht immer klar beantworten zu können, wer wir sind, ist also völlig normal und kann auf einen aktiven inneren Konflikt hinweisen, aus dem wir viel über uns lernen können.«

Ich bin immer noch damit beschäftigt, meine Franzi zu finden. Die Version von mir, mit der ich am liebsten lebe, mit der ich alt werden will. Aber ich glaube, ich kann sie schon sehen.

Nachwort
Instagram-Rente

»Danach gehe ich in Social-Media-Rente«, habe ich Daniel Bröckerhoff gesagt, als er mich fragte, warum ich dieses Buch schreiben will.

»Jeder da draußen macht sich ein Bild von mir, und keines stimmt. Es könnte und sollte mir egal sein – ist es aber nicht. Dieses Buch soll offenlegen, was in den letzten Jahren hinter der Fassade los war. Damit die Menschen mich, Franzi, sehen und auch ich mir selbst wieder näherkomme. Dann weiß jeder, wie es mir damit gegangen ist, und ich kann den Kram mit einem Riesenbums hinter mir lassen.«

»Und wie soll die aussehen, diese Rente?«, fragte Daniel.

Ich stelle mir diesen Tag so vor: Der Wecker klingelt, und ich haue mit der Hand auf die Snooze-Taste. Es ist einer dieser Reise-Klappwecker, denn alles Digitale ist aus dem Schlafzimmer verbannt. Ich drehe mich noch mal um, weil ich weiß, dass als Nächstes mein Zweitwecker Pares durch die Tür schleichen und seine Schnauze an meine Schulter drücken wird. »Komm raus mit mir«, heißt das und ist viel effektiver als das schrille Piepsen. Ich werde beim Zähneputzen in den Spiegel schauen, ohne mir dabei Sorgen zu machen, wie ich die Augenringe für das erste Video gleich kaschiere. Es wird kein Video geben. Keine Kameravorrichtung im Badezimmer oder auf der Kücheninsel, die mich daran erinnert, dass mein Arbeitstag beginnt, sobald ich die Augen aufschlage. Ich werde das Handy in die Hand nehmen, um zu telefonieren, das Wetter zu checken, Nachrichten meiner Freunde zu beantworten, Fußballtraining-Fahrgemeinschaften zu organisieren, meinen Dienstplan einzusehen.

Manchmal ist dieser Traum schon jetzt ganz nah. An einem Samstagmittag im Oktober lud meine Freundin Anka in ihre Hütte ein. Anka ist eine meiner engsten Freundinnen, sie ist meine Heimat in der Heimat. Ihre Tür steht immer für mich offen, ob das die ihres Modegeschäfts bei uns im Dorf ist oder ihre Haustür. Mit Anka rede ich Dialekt, bei ihr ist jedes Geheimnis sicher, bei Anka kann ich alles drum herum vergessen. Ankas Hütte ist ein kleines Blockhäuschen, wie es andere als Geräteschuppen hinten im Garten nutzen. Sie steht am Hang eines Hügels, nur fünf Minuten von unserem Haus entfernt. Wir zogen Wanderschuhe und Allwetterkleidung an, packten ein paar Getränke und vier Kürbisse ein, die die Kinder für Halloween aushöhlen wollten. Wir stapften einen schmalen Pfad den Hang hoch, und kaum, dass wir die kleine Ebene erreichten, wehten mir die vertrauten Stimmen meiner Freunde entgegen, die Kinder rannten auf ihre Kameraden zu.

Ankas Hütte hat weder fließendes Wasser noch Strom und ist nicht dazu gedacht, dass man sich in ihr aufhält. Eher dazu, dass sie beherbergt, was man vor Ort draußen benötigt: Bänke, Campingstühle, Feuerzangen, eine große, gusseiserne Pfanne und Gartenwerkzeug. Hier kommen wir Freunde im Herbst und Winter zusammen, lassen unsere Männer und Kinder im Wald Holz sammeln und machen ein Feuerchen.

Jeder bringt, was er kann: Bier, Sekt, Saft, Gläser und etwas zu essen. Wir setzen uns um die flackernden Flammen. Wir reden über das letzte Spiel der Eintracht, Michaels Rückenschmerzen und seinen neuen Job und darüber, wie meine Freundin Alex ihren Teenagerschülern im Ethikunterricht das »Gewissen« erklärt. Sie erzählte uns auch, was sie im Gegenzug von den Teenagern lernt, aber das kann ich hier unmöglich aufschreiben. Wir passen auf, dass Cheyenne, die inzwischen ergraute Boxerdame meines Freundes Lars, ihren Schweif nicht versehentlich ins Lagerfeuer hängen lässt. Dass mein Sohn, der Blätter grillen will, dabei den Topfgriff nicht verkohlt, und zählen, wie viele T-Shirts Lars übereinander trägt (drei! allesamt schwarz, alle mit Aufschrift). Wir vergessen, aufs Handy zu gucken.

Ich sah meine Freunde an, die ich schon so lange kenne. Wir haben uns zwischendurch aus den Augen verloren. Sie haben immer wieder, jeder auf ihre und seine Art, nachgesehen, wie es mir ging. Einige ganz vorsichtig, andere fordernd. Und selbst wenn wir hier am Lagerfeuer über Hunde, Kinder und die achtzig Lebkuchenherzen sprechen, die Alex gestern Abend schon im Oktober gebacken hat, ist mir sehr bewusst, dass ich mit jedem von ihnen auch ganz andere Gespräche führen könnte, wenn ich sie bräuchte. Wir beobachten einander. Das, was ich den »klinischen Blick« nenne, den Krankenpfleger und Ärztinnen im Laufe ihres Arbeitslebens entwickeln, haben auch echte Freunde untereinander. Sie sehen einander an und erkennen, wenn etwas nicht stimmt. Es ist schwer, um Hilfe zu bitten, es ist schwer, sich zu öffnen, Schwäche zu zeigen, selbst engen Freunden gegenüber. Umso wichtiger ist es, zu wissen, dass sie da sind.

Erst fing es an zu tröpfeln, und die ersten zehn Minuten registrieren wir es mit einem müden Schulterzucken. Tom schob den Schöppekäs in der Pfanne zurecht und verteilte die weißgelbe cremige Masse auf die Brotscheiben, die Lars großzügig zurechtgeschnitten hat. Thorsten legte seinen geräucherten Speck über das Feuer. Die Kinder und Hunde tanzten immer näher um die Flammen. »Bekomme ich auch was?« »Ich will einen riesigen Haufen Käse!« »Jetzt gedulde dich mal einen Moment«, rief einer der Väter und servierte zuerst den Frauen eine Portion. Kaum waren die Brote verspeist, wurde aus den Tropfen ein stetiger Guss. Trotzdem konnten wir uns nicht zum Gehen aufraffen. »Vielleicht hört es ja gleich auf.« »Hast du diese gute Wetter-App?« »In zwei Stunden, sagen sie, ist es vorbei.« »Schaffen wir das?«, fragte Anka, und so wie sie in die Runde schaute, glaube ich, dass sie die Frage ernst gemeint hat. Niemand von uns wollte diese Versammlung auflösen. Auch ich fragte mich ernsthaft, ob das Zusammensitzen nicht wärmer hielt als ein Dach über dem Kopf. Alex war die einzige Realistin und schlug vor, die Freundesbande mit zu sich nach Hause zu nehmen. Mit wenigen routinierten Handgriffen waren Geschirr, Gläser und leere Flaschen in den Kisten verstaut, und die Ersten stapften den matschigen Hügel hinab in Richtung Parkplatz. Normalerweise pinkeln wir das Feuer aus, heute erledigte das der Himmel.

Ich hatte am Lagerfeuer ein paar Fotos gemacht und lud sie auf der kurzen Autofahrt zu Alex' Haus auf mein Social-Media-Profil hoch. »Quality Time« oder etwas in der Art, schrieb ich dazu. Als wir später in Alex Garten um eine Feuertonne standen, zog mich die Frau eines Kindheitsfreundes zur Seite. »Franzi, du weißt, ich mag dich. Aber musste das sein?«

»Was?«

»Dass du Bilder von unserem Treffen am Lagerfeuer hochlädst?«

»Aber da war doch niemand von euch drauf zu erkennen!«

»Trotzdem. Es fühlte sich wie ein kostbarer, privater Moment an. Und ich hatte das Gefühl, dass dir ebendiese Auszeit so guttut. Warum belässt du es nicht dabei, warum verwischst du die Grenze zwischen Privatem und Öffentlichem selbst immer wieder?«

Ich musste lange über dieses Gespräch nachdenken. Ich hatte damals nicht das Gefühl gehabt, eine Grenze zu überschreiten. Ich hatte einen Einblick geben wollen in das, was mir guttut. Es war ein Detail gewesen, fast schon ein Mood-Bild. Ganz ohne dabei die Privatsphäre meiner Freunde zu verletzen. Ich zeige niemals Kinder und auch keine Erwachsenen, die das nicht möchten. Hatte ich meinen eigenen Schutzraum verletzt? Hatte die »alte Franzi« am Lagerfeuer gesessen und war von der »neuen Franzi« verraten worden?

Vielleicht hat auch dieses Gespräch dazu beigetragen, dass ich das Jahr 2023 ganz anders ausklingen ließ als sonst: ganz ohne Posts, ganz ohne Social Media. Ich hatte mir eine Pause genommen: Zwei Monate lang ließ ich online nichts von mir hören und zog mich ganz in mein privates Leben zurück. Es tat mir gut, und ich habe mir in dieser Zeit überlegt, wie es weitergehen soll. Ganz ohne Social Media möchte ich auch in Zukunft nicht sein, aber ich nutze es jetzt zu meinen Bedingungen.

Ich will die große Bühne nicht mehr, ich will nicht die Stimme für etwas sein, an das ich selbst den Glauben verloren habe. Ich will meine eigene Stimme finden, lokal und in meiner Umgebung Projekte auf die Beine stellen, von denen ich weiß, dass sie etwas verändern. Ich will mehr direkten Kontakt zu Menschen, so wie ich es von meinem Beruf als Krankenschwester her kenne. Ich will ein Vorbild sein, das zu seinen Schwächen steht, das zugibt, nicht auf jede Frage eine Antwort zu haben, aber nicht aufgibt, danach zu suchen. Ich will jungen Frauen zeigen, dass sie mehr draufhaben, als die Gesellschaft ihnen zutraut – oft mehr, als sie selbst sich zutrauen.

Ich werde nichts mehr *instantly* machen. Ich lasse mir die Zeit, die ich brauche. Seinem Traum zu folgen, bedeutet zu straucheln, auf die Schnauze zu fallen, übers Ziel hinauszuschießen, sich wieder neu zu justieren. Diese Erfahrungen sind Teil meines Wegs. Ich werde als Krankenschwester arbeiten, ich werde Vorträge halten und aus meinen Büchern lesen, ich werde Schülerinnen und Schülern den Pflegeberuf näherbringen, werde Menschen, die voneinander lernen können, miteinander verknüpfen und mich mit Health4Future dafür einsetzen, dass Long Covid ernst genommen wird, *because I still care.* Aber ab jetzt pflege ich auch mich selbst.

Ein Dank: an dieses Buch, an meine Menschen – an mich selbst

Zuallererst: *»I wanna thank me«* – frei nach Snoop Dogg.

Das tue ich hiermit.

Weil ich angefangen habe zu schreiben.

Weil ich nicht nur meinen eigenen Schmerz endlich spüren konnte, den ich bis dahin betäuben wollte – ich spürte auch den meiner Freunde, meiner Familie.

Ich habe zum zweiten Mal die zwei schlimmsten Jahre meines Lebens durchlebt – nur war ich diesmal auch wirklich dabei.

Die Wahrheit ist: Ich fühlte mich besser, sobald ich den ersten Satz geschrieben hatte.

Als ich die Perspektive meiner Freunde einnahm und plötzlich begriff, dass ich in den letzten Jahren mehrere Versionen von mir erschaffen hatte.

Von Seite zu Seite wurde mir immer klarer, dass eine davon blind war, die andere taub, eine ständig wütend, die nächste ehrgeizig, und die, die übrig blieb, war einfach nur noch eine Hülle dessen, was sie einmal ausgemacht hat.

Dieses Buch bedeutet Verarbeitung.

Es bedeutet, mein Leben umzukrempeln und zu lernen.

Es bedeutet, allen Mut zusammenzunehmen und zu begreifen:

Dass Schwäche zeigen eine Stärke ist.

Dass Fallen leichter ist, als aufzustehen.

Dass Fehler einzuräumen mehr bedeuten kann, als Komplimente zu verteilen.

Where are you and I'm so sorry
I cannot sleep, I cannot dream tonight
I need somebody and always
This sick, strange darkness
Comes creeping on so haunting every time
And as I stared I counted the webs from all the spiders
Catching things and eating their insides
Like indecision to call you and hear your voice of treason
Will you come home and stop this pain tonight?

Blink-182, I Miss You

Ich bin wieder hier. Ich bin nicht die alte, aber die echte.

Ich habe im Laufe des Schreibprozesses gemerkt, wie glücklich ich mich schätzen kann, dass es dieses unsichtbare Netz aus Freunden gibt.

Jeder und jede auf seine und ihre Weise mit mir verbunden, schon lange oder erst seit Kurzem auf meinem Weg unterwegs.

Alle haben eine Sache gemeinsam:

Sie sind da.

Sie sind keine Businesskontakte, von denen man profitiert, keine Sport-Buddies und keine Gossip-Tanten.

Sie sind echt.

Sie sind mein Nest, nach dem ich so lange gesucht habe und das ich die letzten Jahre einfach nicht finden konnte, weil die blinde und taube Version von mir nicht auf sie hören wollte.

Svenni!
Ich weiß nicht, was deine Lebensaufgabe ist. Manchmal glaube ich, dass es ohne dich weniger Menschen mit Lebensfreude und Inhalt auf dieser Welt gäbe. Du machst diese Welt besser, und das, ohne es selbst zu merken.

Ich könnte mir kein besseres Vorbild für meine Tochter wünschen – du verkörperst und hast alles, was eine starke Frau in dieser Welt auszeichnet.

Annabell!
Manchmal verstehe ich nicht, wie du überlebst und dabei so gut aussehen kannst.

Ich bewundere deine Stärke, deinen Glauben an das Gute und vor allem dein Durchhaltevermögen in Situationen, die andere längst in die Knie gezwungen hätten.

Du bist die, die sich immer vor mich stellt, wenn ich nicht mehr stehen kann.

Anka!
Ohne deine tägliche Unterstützung, die unzähligen Telefonate, ungeplanten Tanzeinlagen und spontanen Sit-ins in den letzten Monaten wäre ich original: nichts.

Chris!
Du bist kein Mann der großen Worte, deswegen mach ich's dir leicht:

Danke für alles.

Ohne dich wäre diese Geschichte eine andere.

Jarka!
Ohne dich wäre *I'm a Nurse* nie erschienen. Ohne dich hätten wir es nie geschafft, den Pflegenotstand derart in die Öffentlichkeit zu bringen.

Ohne dein offenes Ohr, deine Weisheit und deinen Rat hätte ich es nicht geschafft, bis hierher zu kommen. Danke für alles, was du für mich getan hast!

Brö!
Ich weiß nicht, ob es Fluch oder Segen war, dass wir innerhalb von Minuten feststellten, dass wir über die gleichen Witze lachen können.

Du hast meinen Blick in viele Richtungen geweitet und warst immer für mich da.

Hast mir meine Schusseligkeit (meistens) verziehen und mich nie wertend durch miese Zeiten begleitet.

Das werde ich dir nie vergessen.

(Dass du beim Fernsehpreis gegen uns gestimmt hast, merk ich mir allerdings!)

Marie!
Ich hätte nie gedacht, dass jemand mein doch so kompliziertes Leben so klar durchschauen könnte.

Das ist noch untertrieben. Was ich mich nicht traute auszusprechen, hast du aus mir rausgeholt.

Was ich dachte, hast du mir angesehen.

Und dann hast du einfach aufgeschrieben, was ich fühlte.

DANKE für alles.

Es gibt einen guten Grund, warum mein Mann nie in meinen Danksagungen auftaucht:

Dafür würde der Platz nicht ausreichen

Mein besonderer Dank gilt allen, die für dieses Buch mit uns gesprochen haben: Alex, Patrizia, Geri, Dustin, Nella, Katharina, Madeleine, Ben, Nesibe Özdemir, Prof. Michael Isfort, Marc Raschke, Dr. Rolf Kirchner sowie Prof. Amelie Duckwitz. Und allen, die mich während dieser Zeit ausgehalten und unterstützt haben: Murat, der den Schreibprozess mit Heißgetränken unterstützte, Larsi, für abendliche Plaudereien und vier bis neun garantierte Lachanfälle. Thomas, für seine Bereitschaft 24/7 ein offenes Ohr zu haben, und Friederike, die das Projekt von Anfang an unterstützt hat.

Mir wurde während der Arbeit an diesem Buch bewusst, was ich in den letzten paar Jahren erlebt habe.

Gefühlt reichen der Schmerz, die Angst, die Trauer und die Freude für dreißig Jahre.

Und gefühlt sind es dreißig Jahre, die ich jetzt aufholen muss und will – mit denen, die ich liebe.

Anhang

1 https://www.tagesspiegel.de/gesundheit/arztbrief-der-woche-angststorungen--wenn-die-furcht-uberhand-nimmt-434353.html

2 Jennifer Musselman: how being vulnerable on social media is keeping us from real life intimacy, i-D Magazine 2020

3 https://www.dak.de/dak/unternehmen/reporte-forschung/psychreport-2023_32618

4 Beruhigendes und angstlösendes Arzneimittel (Tranquilizer) aus der Wirkstoffgruppe der Benzodiazepine

5 https://aktuelle-sozialpolitik.de/2018/02/17/verweildauer-altenpflege/

6 www.mags.nrw/system/files/media/document/file/kurzbericht_berufseinmuendung_berufsverbleib_pflege_in_nrw_28032022 dip.pdf

7 www.deutschlandfunk.de/auslaendische-pflegefachkraefte-pflegenotstand-100.html

8 www.pwc.de/de/gesundheitswesen-und-pharma/fachkraeftemangel-im-deutschen-gesundheitswesen-2022.html

9 www.bmfsfj.de/bmfsfj/aktuelles/alle-meldungen/bundesweite-pflegekampagne-gestartet-140338

10 https://de.statista.com/statistik/daten/studie/1029877/umfrage/verteilung-von-pflegekraefte-in-deutschland-nach-pflegeart-und-geschlecht/

11 www.aerzteblatt.de/nachrichten/107014/Haeusliche-Pflege-fuehrt-Frauen-in-die-Altersarmut

12 www.faz.net/aktuell/karriere-hochschule/buero-co/kinderbetreuung-rueckschritt-fuer-die-muetter-17825344.html

13 www.stern.de/gesundheit/pflegepetition/

14 www.stern.de/gesundheit/intensivpflegerin-franziska-boehler-ruft-ihre-kollegen-zur-revolution-auf-30576960.html

15 www.prosieben.de/serien/joko-klaas-gegen-prosieben/news/joko-klaas-live-die-arbeit-der-pflegekrafte-ist-nicht-selbstverstandlich-59756

16 www.vox.de/cms/voxstimme-krankenschwester-franziska-boehler-ueber-die-missstaende-in-der-pflege-4826446.html

17 www.zeit.de/digital/internet/2019-10/hate-speech-soziale-medien-internet tipps

18 www.stern.de/digital/online/-n3ll4--im-interview--wie-eine-hackerin-im-netz-kriminelle-jagt-32764628.html
19 https://hateaid.org/huerdenlauf-gegen-digitale-gewalt/
20 www.medienanstalt-nrw.de/themen/hass/forsa-befragung-zur-wahrnehmung-von-hassrede.html
21 www.derstandard.at/story/2000137637436/aerztin-von-corona-leugnern-bedroht-und-die-polizei-schaut-zu
22 https://twitter.com/dunjahayali/status/1462351254982729736?ref_src=twsrc%5Etfw%7Ctwcamp%5Etweetembed%7Ctwterm%5E1462351254982729736%7Ctwgr%5E%7Ctwcon%5Es1_&ref_url=about%3Asrcdoc
23 www.spiegel.de/kultur/gesellschaft/sexismus-warum-maenner-denken-sie-haetten-ein-recht-auf-zuneigung-a-1272227.html
24 www.deutschlandfunk.de/amnesty-studie-zu-twitter-als-frau-wird-man-noch-mal-anders-100.html
25 www.deutschlandfunkkultur.de/gewalt-gegen-frauen-im-internet-es-geht-fast-immer-unter-100.html
26 www.swr.de/swr2/literatur/wie-das-patriarchat-mit-hass-auf-feminismus-reagiert-backlash-die-neue-gewalt-gegen-frauen-100.html
27 www.goethe.de/prj/zei/de/art/22556586.html
28 www.fnp.de/lokales/hochtaunus/meilensteine-gleichberechtigung-10648034.html
29 www.tagesschau.de/wirtschaft/verbraucher/junge-aerzte-belastung-kliniken-100.html
30 www.tk.de/presse/themen/pflege/pflegepolitik/krankenstand-bei-pflegekraeften-auf-rekordhoch-2149302?tkcm=ab
31 www.nationalgeographic.de/wissenschaft/2021/12/schlafparalyse-wenn-der-geist-aufwacht-aber-der-koerper-nicht
32 www.sleepscore.com/blog-de/was-ist-schlafparalyse-anzeichen-ursachen-und-vorbeugung/?lang=de
33 www.aerzteblatt.de/nachrichten/107339/Pflegekraefte-leiden-oft-unter-Schlafproblemen
34 www.zeit.de/2023/17/pflegekraefte-schlafstoerung-uebermuedung-therapie/seite-2
35 www.gelbe-liste.de/wirkstoffe/Zopiclon_10330
36 https://mhanational.org/combating-sleep-difficulties-healthcare-workers
37 www.vogue.com/article/fake-famous-hbo-documentary-interview